陈韶舞医案集

主编/陈大堃 陈学奇

《陈氏女科验案精选丛书》

中医古籍出版社
Publishing House of Ancient Chinese Medical Books

图书在版编目（CIP）数据

陈韶舞医案集 / 陈大堃，陈学奇主编．-- 北京：中医古籍出版社，2025．6．--（陈氏女科验案精选丛书 / 陈学奇主编）．-- ISBN 978-7-5152-3019-1

Ⅰ．R271．1

中国国家版本馆 CIP 数据核字第 2025EF6419 号

陈韶舞医案集

陈大堃　陈学奇　主编

策划编辑　陈　娟
责任编辑　陈　娟　于　佳
封面设计　LUCKY
出版发行　中医古籍出版社
社　　址　北京市东城区东直门内南小街16号（100700）
电　　话　010-64089446（总编室）010-64002949（发行部）
网　　址　www.zhongyiguji.com.cn
印　　刷　北京市泰锐印刷有限责任公司
开　　本　710mm×1000mm　1/16
印　　张　18　彩插　0.75
字　　数　280千字
版　　次　2025年6月第1版　2025年6月第1次印刷
书　　号　ISBN 978-7-5152-3019-1
定　　价　68.00元

《陈韶舞医案集》
编委会

主　编　陈大堃　陈学奇

副主编　葛蓓芬

编　委　陈大堃　陈大中　陈学熹　陈学奇

葛蓓芬　陈建达　沈　炜　陈　勤

王　璐　葛泓艺

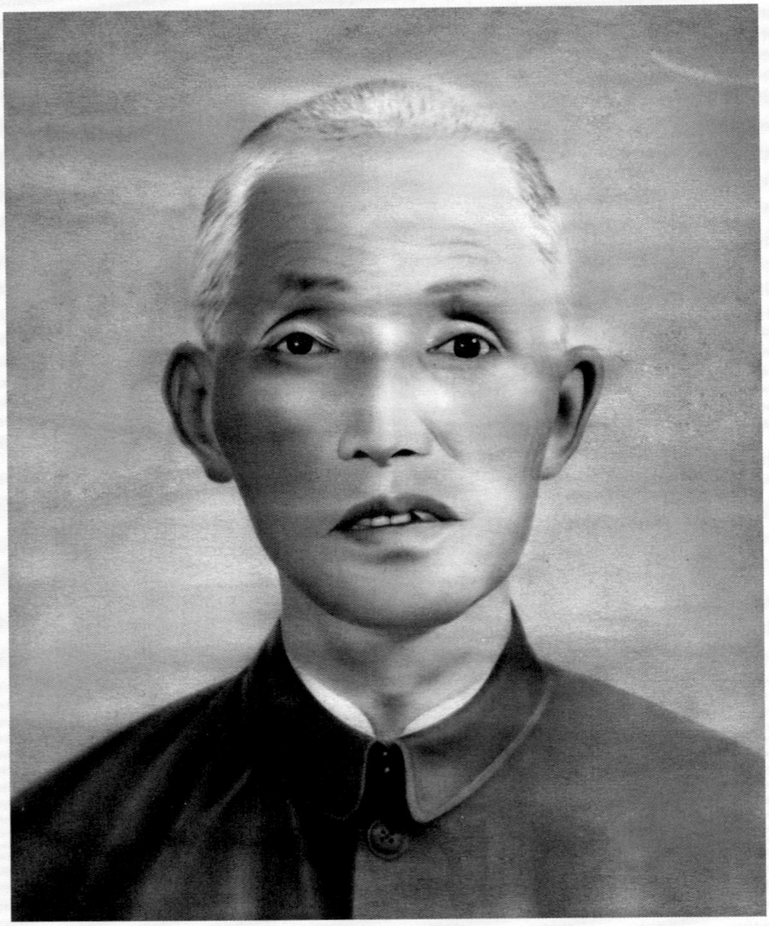

• 陈韶舞照 •

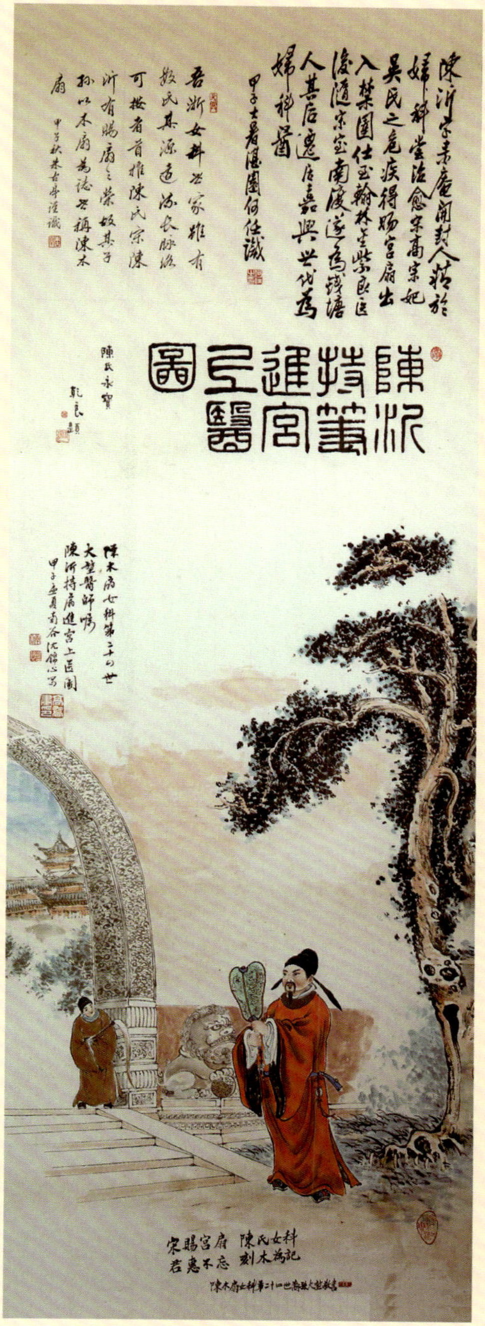

• 陈沂进宫图 •

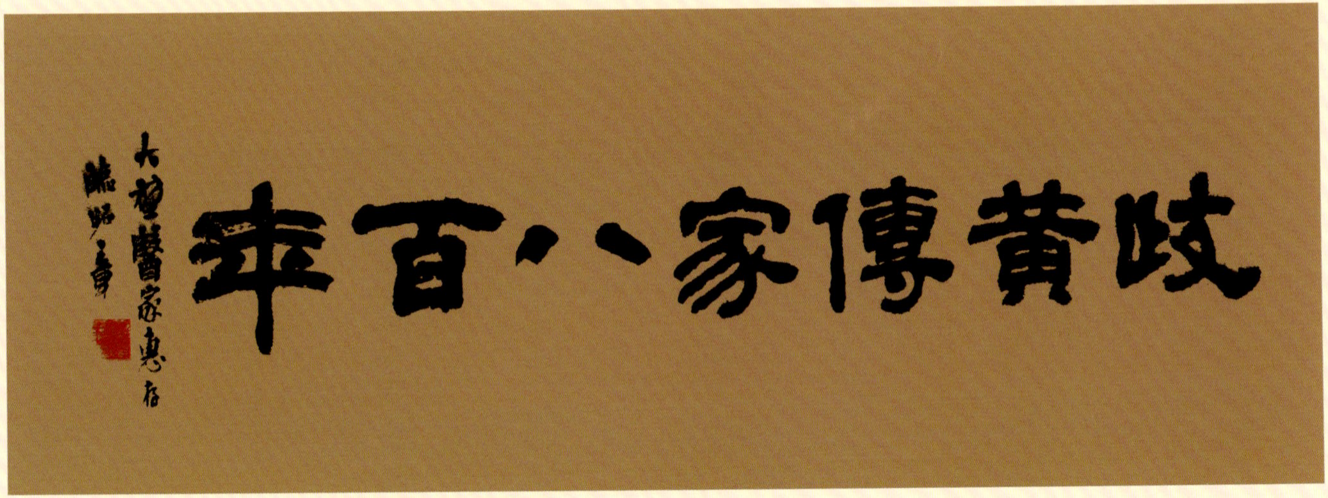

• 木扇书法 •

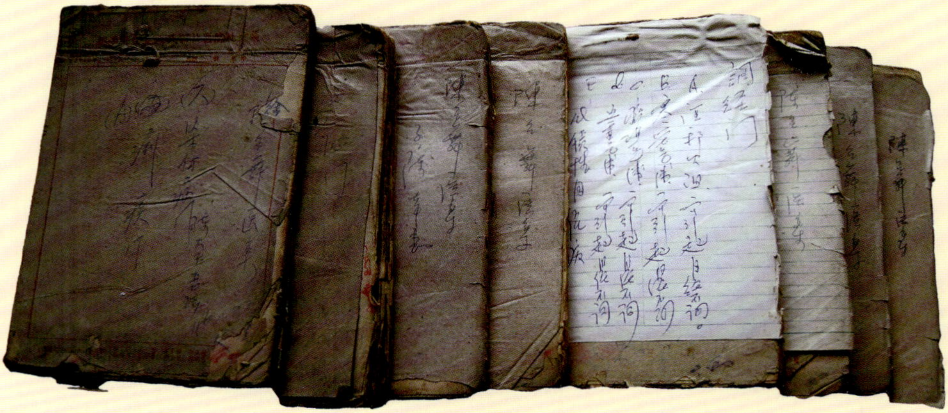

• 陈韶舞医案集 •

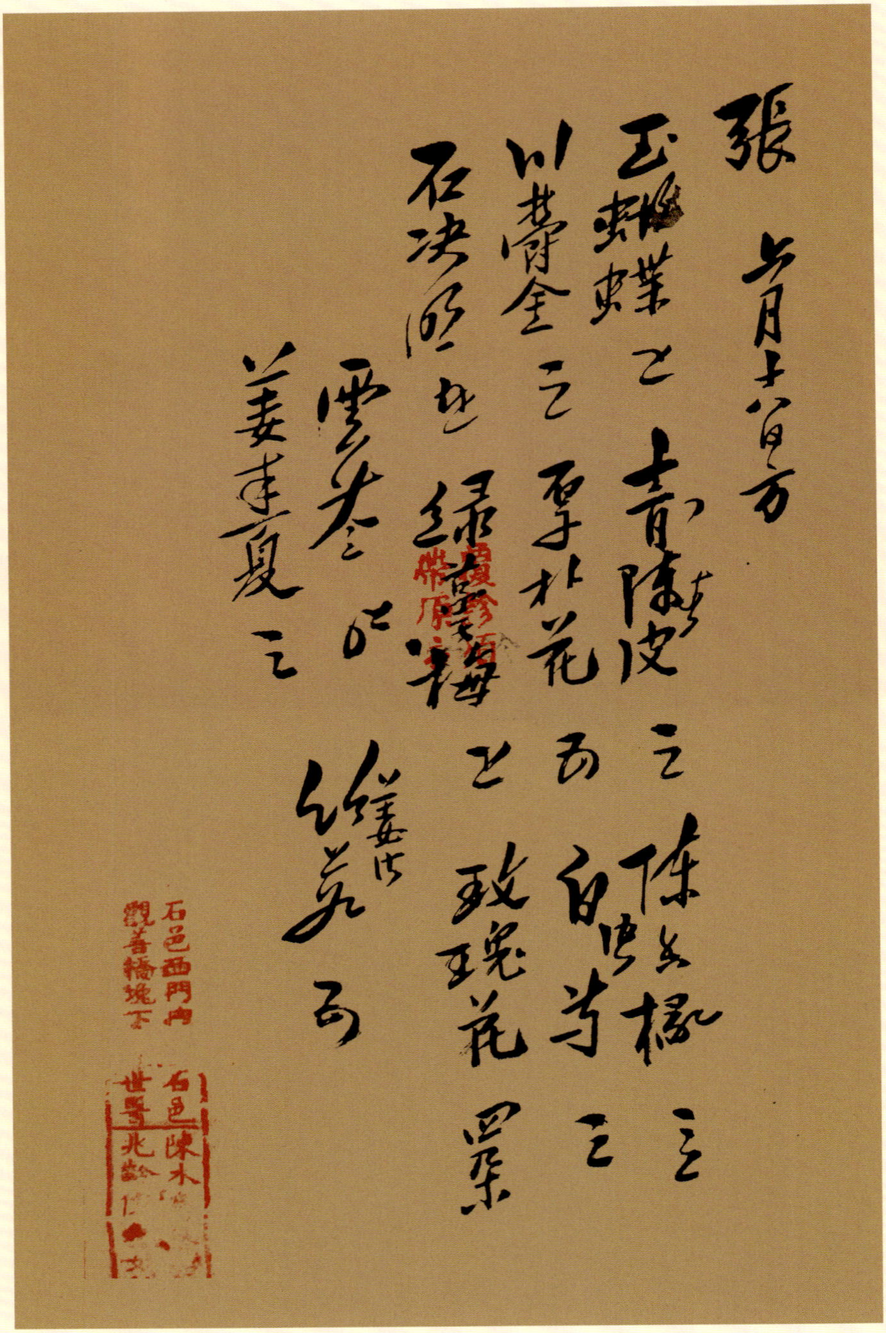

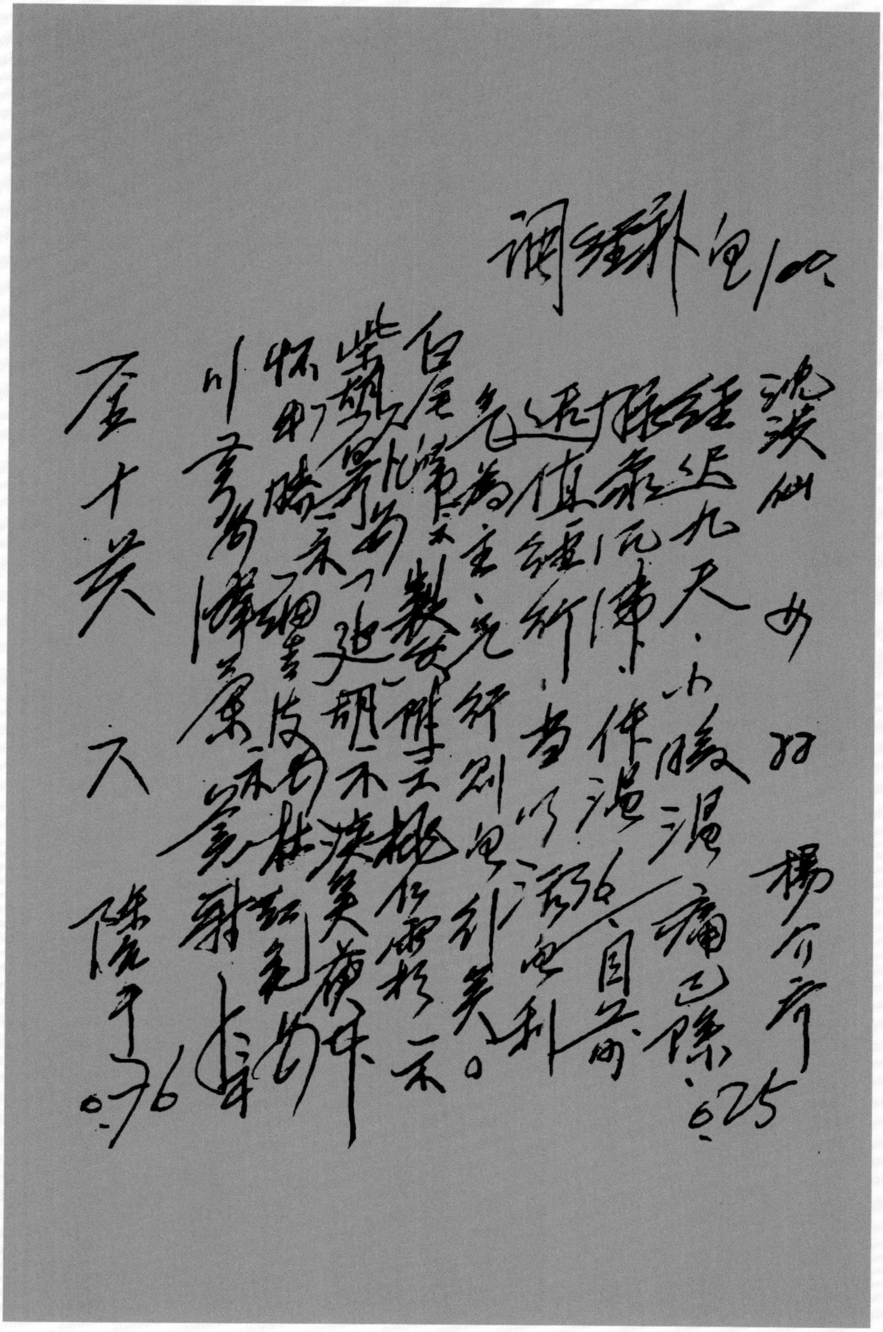

• 陈韶舞处方 •

序

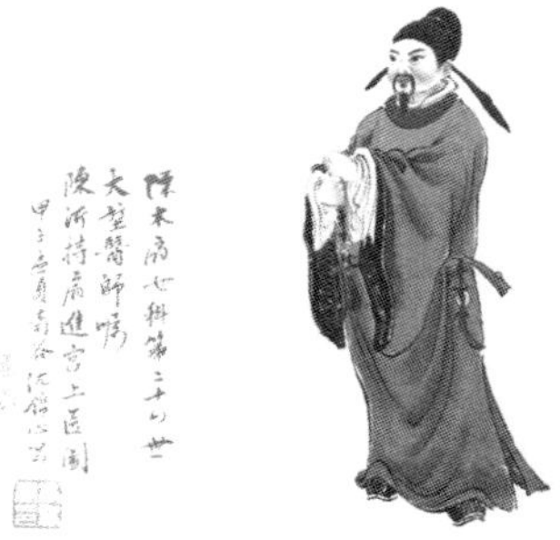

中医学术流派，源远流长，学术建树独到，乃国医宝库之明珠。

陈木扇女科流派是全国首批中医流派传承工作室之一。陈氏女科，始于后唐陈仕良，数传至南宋仕良裔孙陈沂，治康王妃危疾有奇效，得赐御前罗扇。子孙世传其术，皆以木扇表其门，上书“宋赐宫扇，陈氏女科，君惠不忘，刻木为记”十六字，被世人冠以“陈木扇”或“木扇陈”。

陈木扇女科，代有传人，名医辈出，承前启后，一脉相承，后逐渐分为钱塘、石门、海宁、桐乡几支，相传已逾二十余世，绵延千年，在传承千年历史中，据各种史料记载，曾涌现出御医、太医数位。因传承时间长，分布广，影响大，在中医妇科史以及地方医学史上享有盛誉。民间常有誉赞：没有千年王朝，只有千年世家。

陈韶舞先生为浙江陈木扇女科流派的近代代表人物之一，继承家学，精于临床，富有疗效，蜚声百里。

韶舞先生治病主张审病求因、治病求本，认为妇人病多隐晦，必须详察四诊，首重问诊，方能诊断确切，自编“陈氏女科十问”；宗前辈“治妇人诸病，以调经为先”，调经“以调和气血为先”；强调“疗妇人疾，重先后天”等学术观点，倡导“清热凉血、补益气血”的安胎法。韶舞先生医案，条理清晰，辨证论治，处处可见其特色和经验，在月经病医案中，体现出“调和气血，调和阴阳，调和脏腑”等特点，意在气血并重，阴阳平衡，肝脾肾同治；

调经以“和”为贵，用药以“和”为期，切忌攻伐太过；安胎以补气血、补脾肾、凉血热、泻胎火；治带以健脾补肾、固摄任带、清化湿热；内科杂病宗仲景、效东垣、学丹溪、融诸家、抓主病，效如桴鼓，妙手回春。

为了传承发扬陈木扇女科流派的学术经验，提高中医临床的诊治水平，陈木扇女科的后人陈学奇先生等，将陈木扇二十三世孙陈韶舞先生生前遴选的有效验案，分门别类，整理成册，分月经病、妊娠病、产后病、杂病四册。这些医案饱蘸着先辈的心血，是临床最宝贵的实践经验，是中医学术流派研究的宝贵遗产。

本书是一本具有妇科临床实用价值的医案集，既能让各位同行体会到陈木扇女科流派显著的临床特色，又能对中医妇科临床遣方用药有重要的启迪作用。相信此医案的出版，将对中医临床医师和中医爱好者所喜欢。付梓之际，本人先睹为快，故乐以为之序。

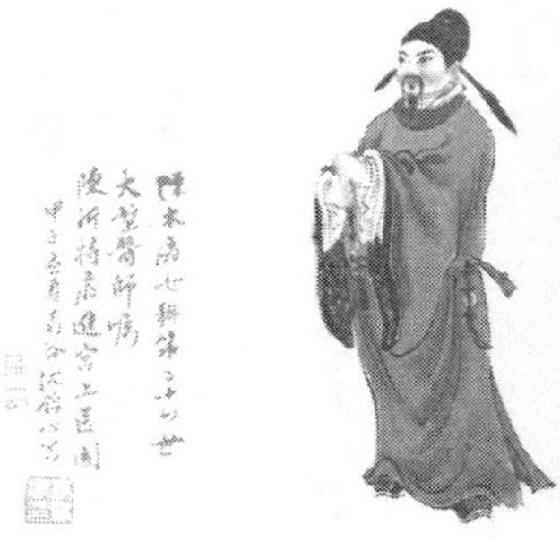

前言

《陈韶舞医案集》本书编撰历经六十载、三代人，精心编撰而成。初稿原本是先祖父韶舞先生给先叔父大中带学徒学习期间，在一九五九年门诊中医临证抄方时搜集的有效验案，后在韶舞公和先父大堃公的指导下，于一九六零年装订初成，主要留作家传，供家人临证学习所用。虽经乱世，家人视作珍宝收藏，传至本人学奇。

先祖韶舞公深得太师祖叔衔公真传，更获家学薪传，勤奋好学、皓首穷经。熟读《黄帝内经》《金匮要略》《伤寒论》，以作临床指导；且博学诸家，如景岳的“补肾”东垣的“补脾”丹溪的“养阴、解郁”，触类旁通，用于妇科诸病调治；内科时病学叶天士医案、通俗伤寒论及孟河诸家，更是效如桴鼓。先祖学验俱丰，家传特色优势显著，如调经以补气血、补肝肾、调冲任为宗旨，凉血清热治痛经，滋水涵木治崩漏；凉血安胎为保胎要务，指导临床，颇为实用。尤其结合现代医学治疗妊娠疾病，如妊娠子宫动脉血流阻力增高、妊娠心磷脂综合征等疾病，疗效确切。

韶舞公行医五十余载，诊病百万余人次，医案积累汗牛充栋，今日所选医案为沧海一粟，但是均出自韶舞公学术经验最为成熟的时期—年近六十岁，这一年的医案较具有代表性，当初也得到先祖的充分肯定和认可，因此专门整理归集为册。

躬逢盛世，国泰民安，杏林春暖，橘井泉香，中医药事业繁荣昌盛，中医学术百花盛开，流派建设成果斐然。在国家中医药管理局开展全国中医流派建设中，浙江陈木扇女科分别确立为全国首批、第二批建设单位之一，根据流派建设的要求，流派团队为了进一步挖掘流派传承资料和流派学术文化建设，将家传医案集编撰整理出版，贡献于社会。

在编撰过程中，为了尊重历史，以保留原始病案资料为原则，病案用药保留原貌，如文中粉沙参为明党参、生地为生地黄、丹皮为牡丹皮、川柏为黄柏、云苓为云南茯苓、上官桂为肉桂、川断肉为续断、乌贼骨为海螵蛸、湖广术为莪术、大地鳖为土鳖虫等，不以修饰；为了便于大家阅读，每个疾病章节前略加评说。同时记录了家传的经验及平时言传身教，如“胎前一盆火、产后一盆冰”等语。这些医案是先祖临床最宝贵的实践经验和心得，是家传流派的宝贵学术财富。

寒来暑往，秋收冬藏，四季更替，岁月变化。此书几经编撰，一直未成稿，如鲠在喉，心中不快，夜不成眠、食不知味，反复斟酌，精心编撰，今日终于完稿，如释重负，以此庆慰。同时，感谢为本书出版作出贡献的所有同仁。

并以本书缅怀先祖父仙逝五十周年、缅怀先父一百周年诞辰，以志纪念。

为了便于大家的阅读，现将本医案应用的传统计量单位和国家规定颁布的国际重量标准进行换算，现将相应关系说明如下：

医案中表述采用的计量单位为中医传统计量单位“钱”“两”“分”，换算方式为“一斤 = 十六两”“一两 = 十钱”“一钱 = 十分”等；与国际标准单位“g（克）”的换算公式为“一斤 =480g”“一两 =30g”“一钱 =3g”“一分 =0.3g”。

如“丝瓜络三寸”等以“寸”为单位的，现为“10g”；如“桑枝一尺”等以“尺”为单位的，现为“30g”；如“白果十粒”等以“粒”为单位的，现为“1g”；如“辰灯心二束”，现为“3g”。

有的用“红花拌丝瓜络”“青黛拌黑山栀”“辰砂拌茯神”等处的“拌”字为“两种药物混合搅拌”的意思。

“霉”“霉令”等专用术语指南方黄梅天之意。

陈学奇

2024 年 10 月

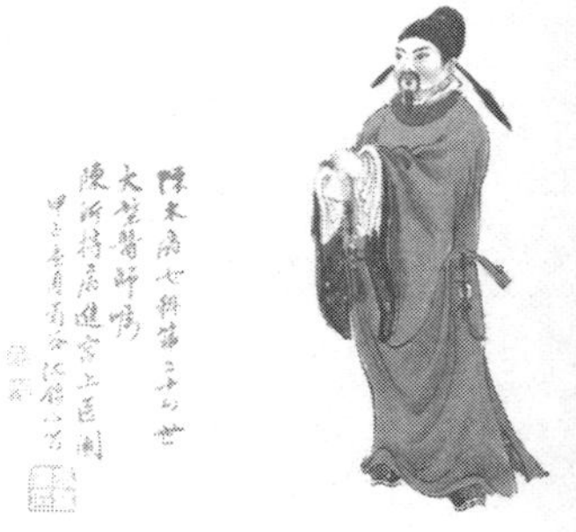

陈公韶舞先生传略

韶舞公，字善（公元1899—1976年），号相庄老人。浙江省桐乡市高桥镇相庄村油车埭人。师承堂叔陈木扇第二十二世孙叔衔公（字维枚）、誉称“八百年世医”，与当时大麻金子久齐名。

韶舞公熟读经典及家传清代嘉言公著《陈氏女科秘要》，旁通各家学说，治学严勤，秉烛夜读。虽年逾古稀、身处厄境，仍手不释卷，皓首穷经，学富五车，善巧运草木金石之力，治疑难杂症、妇科经带胎产诸病，彰显妙手回春之效。常告诫吾辈：“行医者，宜勤求古训；临证者，宜胆大心细；审证察脉，如履薄冰；处方遣药，命系一线；以愈病为依归，以康寿为圭臬；且做人行医，立德为先；求学者，师古而不泥古，不可胶柱鼓瑟，故步自封；立德者，切忌巧立方名，以矜奇自夸；更不可我是人非，诋毁旁人；业精于勤荒于嬉，学业不精，犹如杀人不用刀；临证不慎，有如盲人骑瞎马；其危害不可胜言。”

韶舞公，承家学之渊源，传千年之灵方，医德双馨，学验俱丰，誉响沪杭，泽被乡邻。

甲子年初夏

陈木扇二十四世孙陈大堃先生撰

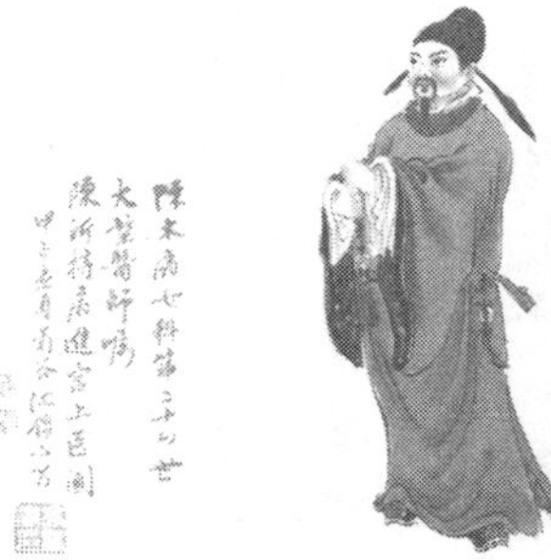

目 录

第一章 月经病

第一节 月经失调 02

一 月经先期 02

二 月经后期 06

三 月经过多 12

四 月经过少 16

五 经行外感 20

第二节 崩漏 22

第三节 闭经 54

第四节 痛经 71

第五节 绝经前后诸证 86

第二章 妊娠病

第一节 妊娠恶阻 88

第二节 胎漏、胎动不安 103

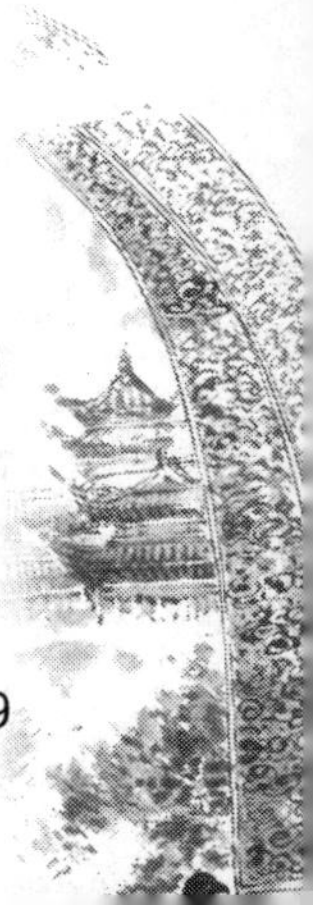

第三节　滑胎　106
第四节　妊娠腹痛　109
第五节　妊娠外感　112
第六节　子嗽　117
第七节　妊娠口糜　124
第八节　子淋　125
第九节　子肿　126
第十节　妊娠虫症　127
第十一节　妊娠目糊　130

第三章　产后病

第一节　产后外感　132
第二节　产后食积　145
第三节　产后胎衣不下　153
第四节　产后儿枕痛　162
第五节　产后痉病　169
第六节　产后郁冒　170
第七节　产后大便难　173
第八节　产后多汗　178
第九节　产后虚热　179
第十节　产后恶露不尽　182
第十一节　产后身痛　187
第十二节　产后子户肿痛　190
第十三节　产后腹痛　194
第十四节　产后虫症　196

第十五节　产后乳痈　198
第十六节　产后心悸　199
第十七节　产后阴挺　201
第十八节　产后痔疾　216
第十九节　产后淋证　217

第四章　杂病

第一节　鼻衄　220
第二节　外感咳嗽　223
第三节　外感发热　239
第四节　哮喘（发作期）　243
第五节　胃脘痛　248
第六节　泄泻　255
第七节　便秘（老年功能性便秘）　256
第八节　眩晕症　258
第九节　迎风流泪　261
第十节　黄疸　262
第十一节　急性湿疹　263
第十二节　不寐　265
第十三节　脏躁　266
第十四节　遗精　267
第十五节　淋证　269
第十六节　痹证　273
第十七节　膏方　274

第一章 月经病

陈韶舜先生认为，女子肾气盛，天癸至，任脉通，太冲脉盛，血海充盈，月经自下。故女子肾气充盛，肾精充盈，且有赖肝藏血、脾统血，气盛血旺，气血流畅，血海充盈，冲脉调畅，月经自调。而女子经血宜行，一毫不可壅滞，故月经期以调畅气血为要。

总之调经以气血为先，以肝、脾、肾为本。

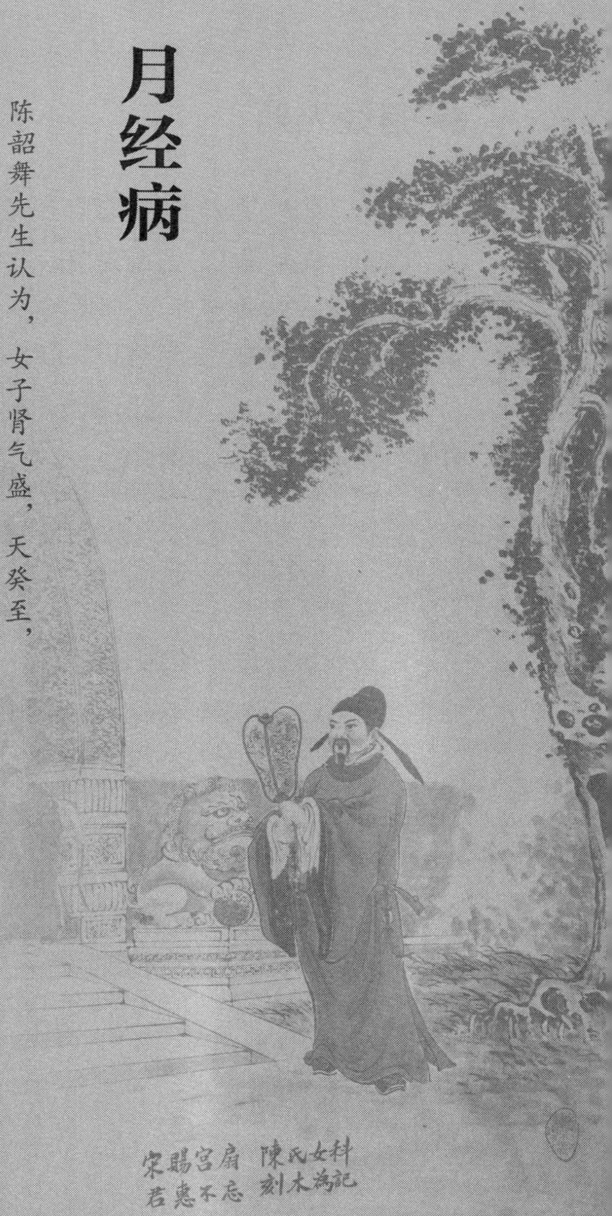

第一节　月经失调

一　月经先期

月经先期是指月经提早7日以上，甚至1月2行，且至少持续2个月经周期。

陈韶舞先生认为，月经先期以血热为多，如《陈素庵妇科补解·调经门卷之一》谓："先期至者为血热。有劳心火旺，不能主血。有怒动肝火，不能藏血。有脾经郁火，不能统血。以至经水先期而至。或营分受风，则阴血妄动。"治当清热凉血。先期固属血热，然有内热夹虚而致者，当以养血为主固其本、养阴清热泻火以治其标。

案1

孙某某，女，39岁。

初诊：1959年5月16日。月事一向超前10余日，临行下体酸楚，时常带下。舌质红，脉来沉软。此为肝肾阴虚，蓄热内扰，治以清养之法。

处方

生地四钱	柴胡八分	炒白芍一钱五分	酒炒当归三钱
川芎一钱五分	青蒿梗三钱	炒丹皮一钱五分	地骨皮三钱
茺蔚子三钱，包煎	盐水炒川柏一钱五分	炙龟甲三钱	炙甘草八分
醋炒乌贼骨三钱			

8剂

二诊：带多质黏，腰膝酸软，便干，舌红、苔薄黄腻，脉象软大。此为阴虚湿热下注，治以清摄之法。

处方

生地四钱	柴胡八分	炒白芍一钱五分	酒炒当归三钱
煅牡蛎四钱	盐水炒绵杜仲三钱	地骨皮三钱	白薇二钱
川萆薢三钱	盐水炒川柏一钱五分	炙龟甲三钱	生甘草一钱
醋炒乌贼骨三钱			

8剂

三诊：带下不多，腰膝酸软告缓，舌红、苔薄腻，脉象软数。再拟清养之法。

处方

生地四钱	柴胡八分	炒白芍一钱五分	酒炒当归三钱
川芎一钱五分	盐水炒绵杜仲三钱	地骨皮三钱	白薇二钱
川萆薢三钱	盐水炒川柏一钱五分	炙龟甲三钱	淡甘草八分
醋炒乌贼骨三钱			

8剂

四诊：药后带下已止，月经推迟2日行，脉来沉滞，临行少腹酸痛，舌苔白腻。此为霉令湿邪用事，拟调气活血运中，参以化湿。

处方

紫丹参三钱	白全归三钱	柴胡八分	炒白芍一钱五分
紫石英四钱	制香附三钱	炒延胡索二钱	炒细青皮一钱五分
炒川楝子二钱	小茴香八分	炒薏苡仁四钱	川萆薢三钱

川芎一钱五分	茺蔚子三钱

6剂

案2

徐某某，女，37岁。

初诊：1959年8月12日。经早量少、甚则1月2行，经色紫黏韧，此乃阴虚营热。左脐旁瘕气跳动，明知肝脾气滞。舌质紫、苔薄白，脉象软滞。拟滋养肝肾、疏肝理气之法。

处方

紫丹参三钱	细生地四钱	柴胡八分	炒白芍一钱五分
白全归三钱	制香附三钱	炒延胡索二钱	湖丹皮一钱五分
川芎一钱五分	赤苓三钱	炒川楝子三钱	川萆薢三钱
九香虫十四只	当归龙荟丸一钱五分		

6剂

二诊：余恙依然如前，经量甚少、色紫黏韧，筋跳肉瞤，耳鸣面浮。总属肝肾下亏，风阳上越，再拟滋阴息风、平肝潜阳。

处方

紫丹参三钱	细生地四钱	炒白芍二钱	煅石决明六钱
青龙齿三钱	茯神木三钱	盐水炒绵杜仲三钱	炒当归二钱
炒川楝子二钱	桑椹三钱	碧玉散四钱	当归龙荟丸一钱

6剂

三诊：月事略早1日，期前下体痛楚，脉象软数。此为肝肾阴虚，营分伏热，目前适值经行，拟活血行气、调理冲任。

处方

紫丹参三钱	白全归三钱	柴胡八分	炒白芍一钱五分
怀牛膝三钱	制香附三钱	炒延胡索二钱	炒细青皮一钱五分
川芎一钱五分	桃仁霜二钱	泽兰一钱五分	益母草三钱
红花一钱五分	丝瓜络三钱		

6剂

案3

祁某某，女，22岁。

初诊：1959年8月28日。月经1月2行、量多，临行腰酸膝软、头晕、鼻衄，舌质红，脉象沉细。经水先期固属血热，然有肝肾阴虚，营热化火，迫血妄行，治以清摄之法。

处方

炒细生地四钱	柴胡八分	炒白芍二钱	炒黄芩二钱
炒归身二钱	煅牡蛎四钱	川断肉三钱	炒丹皮一钱五分
制香附三钱	盐水炒川柏一钱五分	白薇二钱	炙龟甲四钱
醋炒乌贼骨三钱	茺蔚子三钱		

5剂

案 4

陆某某，女，36岁。

初诊：1959年9月15日。经早而量旺，心悸而失眠，头晕，肢酸，腰痛，便溏，舌质红、苔薄黄腻，脉象浮弦虚数。种种证候实非气血两虚，拟心脾肾同治，冲任同调。

处方

米炒北沙参三钱	炒怀山药三钱	炒归身二钱	炒白芍二钱
青龙齿三钱	茯神木三钱	炒酸枣仁二钱	炒谷芽三钱
白薇二钱	炙龟甲三钱	炙甘草八分	醋炒乌贼骨三钱

3剂

二 月经后期

陈韶舞先生认为月经后期多为血虚、血滞。血虚气滞，血不运行，月经易后期。如兼有痛经，更是由于气滞血虚血瘀，气行则血行，治以养血理气、活血化瘀、调理冲任为主；亦有火旺水亏，肝肾不足，阴虚内热，阴血亏耗，冲任失养，月经难以应时而下而后期，治以滋养肝肾、养阴调冲为主。

案 1

徐某某，女，23岁。

初诊：1959年4月18日。经停两月，少腹积痞硬痛，溲频带多，便干，舌红、苔薄黄腻，脉象软大带数。此为阴虚营热引起子宫附件炎。

处方

生地四钱 湖丹皮一钱五分 盐水炒川连七分 炒黄芩一钱五分
川楝子二钱 炒延胡索二钱 炒细青皮一钱五分 赤苓三钱
煅牡蛎一两 大地鳖四个 川萆薢三钱 甘草梢一钱
炒川柏一钱
6剂

二诊：上章加减，叠投养阴清热月余，经行量少，中脘胀闷，明知肝胃不和，脉来软滞，舌苔微黄。霉令湿重滋腻难投，拟调运。

处方

酒炒当归三钱 柴胡八分 炒白芍一钱五分 制川朴三钱
白蒺藜三钱 盐水炒绵杜仲三钱 川断肉三钱 广陈皮一钱五分
大豆卷三钱 六神曲三钱 云苓三钱 炙甘草一钱
炒枳壳二钱半
4剂

案2

俞某某，女，36岁。

初诊：1959年8月3日。月事素调，近来逾期半月，经行量少，少腹瘕气推动，脘泛，头晕，脉象软细。血虚气滞，先拟调运。

处方

小茴香八分 炒当归身二钱 柴胡八分 炒白芍二钱
厚朴花一钱 川芎一钱五分 仙半夏一钱五分 炒细青皮一钱五分

广陈皮一钱五分　九香虫十四只　炒川楝子二钱　制香附三钱
云苓三钱　蜜炙枳壳三钱
6剂

案3

钱某某，女，37岁。

初诊：1959年8月7日。经迟半月余，小腹酸楚，累及腰部，平时略缓，脉软而滞。病起早年经行冒雨之后，寒气客于下焦，拟温运。

处方

小茴香八分　炒当归三钱　柴胡六分　炒白芍一钱五分
淡吴茱萸五分　川芎一钱五分　制香附三钱　炒延胡索二钱
炒细青皮一钱五分　泽兰二钱　制乳香一钱五分　炒枳壳一钱五分
红花一钱五分　丝瓜络三寸
5剂

二诊：下体酸楚已愈，经停两月，脉象软大。血虚气滞，再拟上章出入。

处方

酒炒当归三钱　柴胡八分　炒白芍一钱五分　炒细生地四钱
川芎一钱五分　制香附三钱　炒细青皮一钱五分　广陈皮一钱五分
泽佩兰各一钱五分　制乳香一钱五分　月季花一钱　卷柏三钱
九香虫十四只
5剂

三诊：前投养血理气、调理冲任，经行而量不多、色淡，脉象软大，再拟调养。

处方

全当归三钱	柴胡八分	炒白芍一钱五分	川芎一钱五分
制香附三钱	炒延胡索二钱	炒细青皮一钱五分	泽兰一钱五分
桃仁霜二钱	红花一钱五分	茺蔚子三钱	月季花一钱
九香虫十四只			

5 剂

案 4

严某某，女，22岁。

初诊：1959 年 9 月 16 日。经迟半月，先期腰酸腹胀，期后带多，脉象沉滞。肝肾两亏，八脉失调，治以调运为先。

处方

全当归三钱	柴胡六分	炒白芍一钱五分	威喜丸三钱
川芎一钱五分	制香附三钱	炒细青皮一钱五分	广陈皮一钱五分
白果十粒	小茴香八分	薏苡仁四钱	盐水炒川柏一钱五分
川萆薢三钱	茺蔚子三钱	甘草梢一钱五分	

8 剂

二诊：月事未行，腰酸腹胀，伴有带浊，舌苔粗白，脉象沉滞。肝肾两亏，血虚气滞，继以调运。

处方

全当归三钱	柴胡六分	炒白芍一钱五分	威喜丸三钱
川芎一钱五分	制香附三钱	炒细青皮一钱五分	广陈皮一钱五分
小茴香八分	盐水炒绵杜仲三钱	川断肉三钱	川萆薢三钱
茺蔚子三钱			

8剂

三诊：月事渐调，经行量中，临期腰部酸痛、腹胀，脉象沉滞。血虚气滞，冲任失调，治以上章加减。

处方

小茴香八分	炒当归三钱	柴胡六分	炒白芍一钱五分
怀牛膝三钱	川芎一钱五分	制香附三钱	炒延胡索二钱
炒细青皮一钱五分	泽兰二钱	台乌药一钱五分	上官桂八分
茺蔚子三钱	九香虫十四只		

6剂

案 5

沈某某，女，22岁。

初诊：1959年9月22日。经素限迟，此次50日方行，临期小腹隐痛，舌淡、苔薄腻，脉急软滞。寒留瘀阻之象，治以温通之剂。

处方

全当归三钱	柴胡六分	炒白芍一钱五分	淡吴茱萸一钱
川芎一钱五分	制香附三钱	炒延胡索二钱	炒细青皮一钱五分

怀牛膝三钱　桃仁霜二钱　上官桂八分　红花一钱五分
茺蔚子三钱
5 剂

二诊：经行 5 日止，小腹尚有隐痛，舌淡苔薄腻，脉象软滞。瘀浊虽下，气血未调，治以温通调运之剂。

处方

小茴香八分　炒当归三钱　柴胡八分　炒白芍一钱五分
淡吴茱萸五分　川芎一钱五分　制香附三钱　炒延胡索二钱
炒细青皮一钱五分　泽兰二钱　川楝子二钱　红花一钱五分
茺蔚子三钱　九香虫十四只
6 剂

三诊：经迟 9 日行，小腹隐痛已除，脉象沉滞，目前适值经行，当以活血理气为主，气行则血行矣。

处方

白全归三钱　柴胡六分　炒白芍一钱五分　怀牛膝三钱
川芎一钱五分　制香附三钱　炒延胡索二钱　炒细青皮一钱五分
泽兰二钱　桃仁霜二钱　淡吴茱萸五分　红花一钱五分
茺蔚子三钱
6 剂

案 6

张某某，女，45岁。

初诊：1959 年 10 月 16 日。天癸逾期半月未行，腰痛异常，大便燥结，脉象软大。肝肾阴虚，治以调养。

处方

细生地四钱	酒当归三钱	炒白芍一钱五分	川芎一钱五分
盐水炒绵杜仲三钱	川断肉三钱	湖丹皮一钱五分	郁李肉一钱五分
蜜炙枳壳三钱	火麻仁三钱	瓜蒌仁三钱	柏子仁一钱五分

3 剂

三 月经过多

血得热则行，肝肾阴虚，阴虚生内热，故月经过多，以阴虚血热为多见。热扰血海，血海沸腾，血溢脉外，则经量多。治以滋养肝肾、滋水涵木、清热凉血为先。

案 1

夏某某，女，46岁。

初诊：1959 年 4 月 10 日。年将七七，经量过多，舌红、苔薄，脉弦细数。此非有余之多，阴虚火热上扰，摄纳失司，拟清养。

处方

蛤粉炒阿胶二钱	炒细生地四钱	炒归身一钱五分	煅牡蛎三钱
川断肉三钱	地骨皮二钱	炒白芍三钱	盐水炒川柏一钱五分

炙龟甲三钱	白薇二钱	生甘草八分	制香附三钱
醋炒乌贼骨三钱			

7剂

二诊：叠投固经丸、两地汤复方，次月经来如常，再拟上章出入以清养。

处方

米炒北沙参三钱	怀山药三钱	蛤粉炒阿胶二钱	细生地四钱
煅牡蛎四钱	川断肉三钱	地骨皮三钱	炒白芍二钱
炙龟甲三钱	炙甘草八分	醋炒乌贼骨三钱	淮小麦三钱
侧柏炭一钱五分			

6剂，此方间日服1剂

案2

陈某某，女，33岁。

初诊：1959年5月23日。月事不调，经量甚旺，头晕目眩，腹胀带下，舌红、苔薄腻，脉来软滞。血虚气滞，冲任失调，先拟调运之法。

处方

小茴香八分	炒当归三钱	柴胡八分	炒白芍一钱五分
酒炒黄芩一钱五分	川芎一钱五分	制香附三钱	炒细青皮一钱五分
青木香一钱五分	炒川楝子一钱五分	赤苓三钱	盐水炒川柏一钱五分
川萆薢三钱	九香虫十四只	威喜丸四钱，分两次吞	

6剂

二诊：腹胀、带下告缓，经量仍旺，头晕目眩，舌红、苔薄腻，脉来软大。肝肾阴虚，风阳掀越，治以潜补之品。

处方

炒细生地四钱	蛤粉炒阿胶三钱	炒归身二钱	生石决明七钱
川断肉三钱	盐水炒枸杞子三钱	池菊一钱五分	炒白芍二钱
云苓三钱	广陈皮一钱五分	炙甘草八分	冬桑叶三钱
震灵丹四钱，另吞			

6剂

三诊：药后经止，头晕目眩告缓，舌红、苔薄腻，脉来软大，再进潜补。

处方

炒细生地四钱	蛤粉炒阿胶三钱	炒归身二钱	生石决明七钱
川断肉三钱	池菊一钱五分	炒白芍二钱	云苓三钱
广陈皮一钱五分	炙龟甲三钱	炙甘草八分	冬桑叶三钱
震灵丹四钱，另吞			

8剂

四诊：前叠投潜补之剂，头晕目眩未作，经行量旺渐减，少腹作胀不适，舌红、苔薄腻，脉来软滞，拟清摄。

处方

炒归身二钱	炒白芍二钱	柴胡八分	酒炒黄芩一钱五分
石决明五钱	煅牡蛎四钱	川芎一钱五分	制香附三钱
炒细青皮一钱五分	煅川断肉三钱	炙龟甲三钱	广陈皮三钱
炒谷芽三钱	醋炒乌贼骨三钱	茜草炭三钱	

6剂

案 3

马某某，女，21岁。

初诊：1959年9月11日。产后8个月，不乳，经行1次，停两月后复行，量旺而成块，少腹胀滞，脉左沉大。瘀阻气滞，宫缩不良，拟通运。

处方

紫丹参三钱　白全归三钱　上官桂五分　炒白芍一钱五分
怀牛膝三钱　制香附三钱　炒延胡索二钱　醋炒五灵脂三钱
川芎一钱五分　桃仁霜三钱　红花一钱五分　炒楂肉二钱
茺蔚子三钱
2剂

二诊：上方通因通用，小腹胀滞告缓，经行3日未止，脉象软缓。劳力动火，影响宫缩，治以调养。

处方

炒细生地四钱　柴胡八分　炒白芍一钱五分　炒当归三钱
川芎一钱五分　煅牡蛎四钱　川断肉三钱　制香附三钱
乌贼骨三钱　白薇二钱　炙龟甲三钱　生甘草一钱
茺蔚子三钱
5剂

四 月经过少

月经过少，是指月经量明显少于既往。《陈素庵妇科补解·调经门卷之一》谓："血来少，必血分有瘀滞。或风寒外乘，或脾虚不能生血者亦有之。"经水量少，多见于气血不足或气滞血瘀，治拟补养气血、理气调冲为主。

案 1

唐某某，女，30岁。

初诊：1959 年 7 月 8 日。脐腹瘕气经年，形长作痛，经量淡少，适将经行，舌淡、苔薄，脉来软缓。血虚气滞，冲任失调，先拟调运。

处方

小茴香八分	炒当归三钱	柴胡八分	炒白芍二钱
淡吴茱萸七分	川芎一钱五分	制香附三钱	炒延胡索二钱
炒细青皮一钱五分	紫石英四钱	炒川楝子二钱	青木香一钱五分
上官桂五分	九香虫十四只		

6 剂

二诊：适值经行，量转旺，瘕气偏右，每逢劳力则拘痛，舌淡、苔薄，脉象沉滞。寒气客于厥阴，气聚成瘕，治以调运。

处方

小茴香八分	炒当归三钱	柴胡八分	炒白芍二钱
炙升麻八分	白蒺藜二钱	炒川楝子二钱	炒延胡索二钱
青木香一钱五分	川芎一钱五分	荔枝核七个	炒橘核一钱五分
海带三钱	淡吴茱萸七分	九香虫十四只	

6 剂

案 2

陆某某，女，29岁。

初诊：1959 年 8 月 6 日。经行量少，见贫血，食减疲倦，腿酸头晕，脉濡。但是谷少中虚之象，治以调养。

处方

太子参三钱	酒炒当归三钱	柴胡八分	炒白芍一钱五分
白蒺藜二钱	仙半夏二钱	炒细青皮一钱五分	广陈皮一钱五分
川芎一钱五分	大豆卷三钱	神曲三钱	炒谷芽三钱
带壳砂仁一钱			

6 剂

二诊：此次经行量旺而成块，下体酸痛异常，脉象软滞，目前适值经行，当以和血调气。

处方

炒细生地四钱	酒炒当归三钱	柴胡八分	炒白芍一钱五分
川芎一钱五分	制香附三钱	炒延胡索二钱	炒细青皮一钱五分
泽兰二钱	鸡血藤三钱	九香虫十四只	茺蔚子三钱
红花一钱五分	丝瓜络三寸		

6 剂

案 3

徐某某，女，21岁。

初诊：1959 年 9 月 6 日。月事不调，经量甚少，舌红、苔薄，脉象沉滞。血虚气滞，冲任失调，治以调养。

处方

生绵芪三钱	柴胡八分	炒白芍一钱五分	怀牛膝三钱
盐水炒杜仲三钱	川断肉三钱	制香附三钱	川芎一钱五分
炒延胡索二钱	炒细生地四钱	艾叶一钱五分	茺蔚子三钱
6 剂			

二诊：前叠投补气养血、补益肝肾，月事渐调，经行量旺，临行小腹隐痛，苔薄白腻，脉来沉滞。血气虚寒，冲任失调，适值经行，当以温运法。

处方

全当归三钱	柴胡六分	炒白芍一钱五分	淡吴茱萸五分
川芎一钱五分	制香附三钱	炒细青皮一钱五分	艾叶一钱五分
紫石英四钱	上官桂六分	红花一钱五分	茺蔚子三钱
6 剂			

案 4

朱某某，女，22岁。

初诊：1959 年 11 月 30 日。经量淡少，面黄头晕，腰痛腿酸，足萎，贫血严重。精不足者，补之以味，治拟补养气血、滋养肝肾。

处方

炒生地四钱 全当归三钱 柴胡八分 炒白芍一钱五分
怀牛膝三钱 盐水炒绵杜仲三钱 川断肉三钱 制香附三钱
川芎一钱五分 云苓三钱 广陈皮一钱五分 炙甘草一钱
月季花五分
6剂

二诊：投以养血，尚称投合，但严重贫血，非短时间内能恢复，脉细，面黄肌瘦，经淡少，治拟上章出入。

处方

盐水炙绵芪四钱 全当归三钱 炒生地四钱 怀牛膝三钱
柴胡八分 炒白芍一钱五分 制香附三钱 炒延胡索二钱
川芎一钱五分 盐水炒绵杜仲三钱 茺蔚子三钱 结子红花一钱五分
月季花五分
6剂

三诊：脉象软细，面色萎黄，向来经量淡少，已见贫血严重，治以调养，血充则经自正常矣。

处方

紫丹参三钱 炒生地四钱 白全归三钱 川芎一钱五分
盐水炒绵杜仲三钱 川断肉三钱 柴胡八分 炒白芍一钱五分
怀牛膝三钱 桃仁霜一钱五分 茺蔚子三钱 月季花五分
制香附三钱
6剂

四诊：叠投培养气血，经量渐旺，经色渐见正常，乃转好之象，脉仍软细，面色萎黄，再以培养。

处方

盐水炙绵芪一两	生熟地各四钱	白全归三钱	怀牛膝三钱
盐水炒绵杜仲三钱	川断肉三钱	柴胡八分	炒白芍二钱
川芎一钱五分	制香附三钱	炙甘草一钱	甘枸杞子三钱
茺蔚子三钱			

6剂

五 经行外感

经行外感，乃经行气血虚弱，腠理开启，外邪侵袭，治宜扶正祛邪。外感风邪，营卫不和，以和营解表、养血理气调经为法。

案1

徐某某，女，35岁。

初诊：1959年7月1日。栉风沐雨，插秧工作，适值月事临期，寒湿乘侵，邪留冲任，身热，苔薄腻，脉象软滞。治以清运为先。

处方

川连五分	炒佩兰一钱五分	带心连翘三钱	紫丹参三钱
炒赤芍三钱	赤猪苓各三钱	炒延胡索二钱	川楝子二钱
金银花三钱	盐水炒川柏一钱五分	白薇二钱	甘草梢一钱
茺蔚子三钱	清宁丸三钱，吞		

5剂

二诊：身热已退，但癸水淋漓，半月未住，少腹尚觉胀痛，寒留气滞，冲任失调，苔薄腻，脉象软滞，治以调运之法。

处方

小茴香八分	炒当归三钱	柴胡六分	炒白芍一钱五分
紫丹参三钱	川芎一钱五分	制香附三钱	炒延胡索二钱
细青皮一钱五分	川萆薢三钱	赤苓三钱	炒川楝子二钱
炒丹皮二钱	茺蔚子三钱		

4剂

案2

沈某某，女，20岁。

初诊：1959年8月27日。患者始起呕吐，继以冷热无序，头痛口渴，身热，舌边绛、苔糙白，脉大浮数。乃伏暑秋感，邪在气分，但适值经行，恐邪陷入营，拟清泄和营、理气调经。

处方

川连四分	佩兰一钱五分	桂枝五分	赤芍一钱五分
炒黄芩二钱	淡豆豉三钱	陈青蒿二钱	秦艽一钱五分
川楝子一钱五分	炒延胡索三钱	益母草三钱	荷叶包益元散五钱
琥珀粉五分	生姜三片	鲜葱白三支	川芎一钱五分
荆芥二钱			

2剂

案 3

徐某某，女，33岁。

初诊：1959 年 12 月 25 日。体虚夹感，营卫失调，微汗发热，身热，舌黄糙，脉数。感邪化热之象，适值经行，拟以和营解表、养血调经为治。

处方

紫丹参三钱　连翘心三钱　紫苏梗三钱　炒荆芥二钱
淡豆豉三钱　鲜葱白三支　秦艽一钱五分　川芎一钱五分
陈青蒿三钱　广陈皮一钱五分　淡甘草二钱　益母草三钱
生姜三片
3 剂

第二节　崩　漏

崩漏以经血非时暴下不止或淋漓不尽为特征，漏为崩之渐，崩为漏之极，故临床多以崩漏并称。崩漏病因病机错综复杂，如《黄帝内经》云“阴虚阳搏谓之崩”，责之于阴虚；《诸病源候论》曰“漏下者，由劳伤血气，冲任之脉虚损故也”“崩中者，脏腑损伤，冲脉任脉血气俱虚故也”；《东垣十书·兰室秘藏》曰“妇人血崩，是肾水阴虚不能镇守胞络相火，故血走而崩也”。

陈韶舞先生长期在基层工作，临床以劳伤冲任、肝肾阴虚患者为多见。先生认为女子属阴，以血为主，加之胎产等生理特点，阴血易耗，同时崩漏之病常迁延时久，失血已多，阴精必然亏损，故病机多为肝肾阴亏，阴不敛阳，肝火上扰，热伤冲任，致经血非时而下，至崩中漏下者多见。固治崩漏，临床以滋水涵木法，家传黑蒲黄散治疗为多，重在滋补肾水，“壮水之主，以制阳光”，通过滋肾水以治其本，潜肝阳而治其标，阴足则阳伏，阳平不灼阴，实为肾肝同治、标本兼顾之法。

崩漏之病，又因其病程长、易反复，以肾虚为本、肝旺为标，血失在先，气损随之，日久常致气血两虚、冲任亏损、固摄无权。所以临证中先祖父常用清热凉血以治标，补益肝肾、健脾益气以治本善后。先生对崩漏还提出“见血止血，非其治也，当明因求本，祛根方可治病焉”的原则。在“滋水涵木法”治崩漏的运用中，根据患者肝肾阴虚、相火偏旺为主，且夹有脾气虚弱、脾肾阳虚、气滞血瘀、湿热下注等不同兼证，佐以健脾补气、益肾、化瘀、清利湿热等治法以加减论治。滋水涵木法贯穿在治疗崩漏的塞流、澄源、复旧的整个过程中，但不同阶段有不同的侧重点和不同的运用方法，需灵活运用，临床方可获良效。

案 1

钱某某，女，23岁。

初诊：1959 年 4 月 14 日。经水淋漓两旬，近来更旺，经血成块，两侧少腹阵痛，类似输卵管炎症，舌质红、苔薄黄，脉象弦数。拟养摄。

处方

蛤粉炒阿胶三钱　川楝子三钱　炒川柏一钱五分　十灰丸三钱，吞
炒细生地四钱　炒延胡索二钱　炙龟甲三钱　炒当归三钱
制香附三钱　川芎一钱五分　炒白芍一钱五分　茺蔚子三钱
生甘草八分
2 剂

案 2

张某某，女，31岁。

初诊：1959 年 4 月 16 日。月事常早，期后淋漓不净，舌质红、苔薄黄，脉象软缓。喜怒哀乐，五火内燔，以致血不归经，拟调养。

处方

生地四钱	柴胡一钱五分	炒白芍一钱五分	炒黄芩一钱五分
炒当归二钱	煅牡蛎四钱	川断肉三钱	制香附三钱
炙龟甲四钱	盐水炒川柏一钱五分	白薇二钱	生甘草八分
醋炒乌贼骨三钱	茺蔚子二钱		

6 剂

案 3

顾某某，女，34岁。

初诊：1959 年 4 月 18 日。月事超前，期后淋漓无净期，色红，腰酸头晕，舌质红、苔薄黄，脉象软数。肝肾阴虚，摄统失司，拟养摄。

处方

蛤粉炒阿胶四钱	蛤粉二钱	炒生地四钱	炒归身二钱
炒白芍二钱	煅牡蛎四钱	川断肉三钱	制香附三钱
炒黑黄芩一钱五分	盐水炒川柏一钱五分	炙龟甲四钱	炙甘草八分
醋炒乌贼骨三钱			

4 剂

二诊：经行10余日未住，但量明显减少，经色淡，少腹急滞，腰酸头晕，脉象软数。阴虚营热，血不归经，再以滋阴清热、固摄冲任之法。

处方

生地四钱	柴胡八分	炒白芍八分	炒当归三钱
炒黄芩一钱五分	煅牡蛎四钱	川断肉三钱	制香附三钱
蛤粉炒阿胶二钱	炙龟甲四钱	白薇二钱	生甘草二钱
醋炒乌贼骨二钱	茺蔚子二钱		

6剂

案4

劳某某，女，37岁。

初诊：1959年4月19日。经早量旺，期后淋漓，白带绵绵数月，舌苔薄白，脉象软弱。病延日久，而致肝肾两亏，八脉失调，治以补养肝肾、固摄冲任。

处方

蛤粉炒阿胶二钱	炒细生地四钱	炙鳖甲三钱	炒归身一钱五分
煅牡蛎三钱	川断肉三钱	地骨皮二钱	炒白芍三钱
盐水炒川柏一钱五分	炙龟甲三钱	生甘草八分	制香附三钱
醋炒乌贼骨三钱			

7剂

案 5

杨某某，女，37岁。

初诊：1959 年 5 月 3 日。经血妄行，经漏不止，舌苔薄白，脉象沉细。血虚不能制约，血不归经，拟补养冲任、固经摄血之法。

处方

蛤粉二钱	炒生地四钱	炒归身二钱	炒白芍二钱
阿胶珠三钱	煅牡蛎四钱	川断肉三钱	炒丹皮一钱五分
制香附三钱	炙龟甲三钱	炙甘草八分	醋炒乌贼骨二钱
茺蔚子三钱	白莲须二钱		

6 剂

案 6

费某某，女，39岁。

初诊：1959 年 5 月 13 日。始于左小腹隐痛，随即经行，淋漓不止月余。劳累过度，虚火内扰，冲任失调。治以滋水涵木、固摄冲任之法。

处方

蛤粉炒阿胶三钱	炒细生地四钱	炒白芍二钱	炒黑黄芩二钱
煅牡蛎四钱	川断三钱	炒丹皮一钱五分	制香附三钱
炙龟甲三钱	白薇二钱	生甘草八分	醋炒乌贼骨三钱

6 剂

二诊：癸水淋漓，缓而未止，尚觉腰痛，脉来软细。阴虚内火上扰，冲任失调，拟清养摄血之品。

处方

炒细生地四钱	柴胡一钱五分	炒白芍一钱五分	炒黑黄芩二钱
蛤粉炒阿胶二钱	煅牡蛎四钱	川断肉三钱	制香附三钱
炙龟甲四钱	盐水炒川柏一钱五分	白薇二钱	醋炒乌贼骨二钱
代代花八分	生甘草一钱五分		

6剂

案7

张某某，女，27岁。

初诊：1959年6月8日。漏红已久，腰痛，少腹尚觉急滞，肠鸣矢气，脉来软缓，舌苔白腻，脉濡细。霉令湿重难补。

处方

蛤粉炒阿胶三钱	炒生地四钱	炒黄芩二钱	炒白芍二钱
制香附三钱	炒细青皮一钱五分	广陈皮一钱五分	艾叶炭二钱
云苓三钱	桑寄生三钱	炙甘草八分	九香虫十四只

5剂

二诊：漏红止，腰酸未除。此疾理宜滋补，但霉雨下降，潮湿上蒸，身在气交之中，难免感受潮湿，拟清理。

处方

川连四分	炒佩兰一钱五分	紫苏梗三钱	酒炒黄芩一钱五分
仙半夏一钱五分	醋炒细青皮一钱五分	广陈皮一钱五分	桑寄生三钱
云苓三钱	大豆卷三钱	炒谷芽三钱	砂仁壳一钱五分

6剂

三诊：流血弥月，下部尚未清净，带多质稀，苔薄白腻，脉沉滞数。是为脾肾两虚，冲任失调，以滋补之中参以摄血之法。

处方

西潞党参三钱	蛤粉炒生地四钱	归身三钱	阿胶珠三钱
煅牡蛎四钱	川断肉三钱	炒丹皮三钱	炒白芍三钱
云苓三钱	广陈皮一钱五分	炙甘草八分	茺蔚子三钱

4剂

案 8

施某某，女，48岁。

初诊：1959 年 6 月 8 日。经早量旺，期前腹痛，期后淋漓，时常腰酸头晕，苔薄白腻，脉来软弱。此血虚不能制约，正值霉令湿重，拟和养。

处方

细生地四钱	柴胡八分	炒白芍一钱五分	酒炒当归一钱五分
川芎一钱五分	煅牡蛎四钱	川断肉二钱	制香附三钱
白蒺藜二钱	川柏炭一钱五分	炙龟甲三钱	炙甘草八分
醋炒乌贼骨三钱			

6剂

二诊：年逾不惑，天癸将竭，期前腹痛，期后淋漓，苔薄白腻，脉来软缓，面色萎黄。是症贫血严重，霉令湿邪用事，滋补难投。

处方

蛤粉二钱	炒生地四钱	白归身二钱	炒白芍二钱
川芎一钱五分	煅牡蛎四钱	川断肉三钱	广陈皮一钱五分
白蒺藜二钱	川柏炭一钱五分	炙龟甲二钱	生甘草八分
白莲须二钱	佩兰叶一钱五分		

4 剂

三诊：仲年天癸转旺，期前腹痛，期后淋漓减少，苔薄腻，脉象软缓。面色萎黄，气阴两虚，摄纳失司，治以养摄之法。

处方

西潞党参三钱	蛤粉炒阿胶三钱	炒归身二钱	炒白芍二钱
煅牡蛎四钱	川断肉三钱	炙龟甲三钱	炒细生地四钱
制香附三钱	醋炒乌贼骨三钱	炙甘草一钱	茺蔚子三钱

3 剂

案 9

徐某某，女，30岁。

初诊：1959 年 6 月 30 日。月事淋漓，少腹胀痛，腰部疼痛，舌苔白腻，脉象软数。湿热内蕴，血不归经，治以清热利湿、养血摄血。

处方

小茴香八分	炒当归三钱	柴胡八分	炒白芍一钱五分
酒炒清芩一钱五分	川芎一钱五分	煅牡蛎四钱	川断肉二钱
制香附三钱	炒细青皮二钱	焦川柏一钱五分	炙龟甲三钱
川萆薢三钱	茺蔚子三钱	九香虫三钱	

3 剂

案 10

李某某，女，43岁。

初诊：1959 年 7 月 2 日。经行 50 日，通行甚旺，腰痛、下部急滞，舌苔薄白，脉来软弱。气血两虚，摄纳失司，方拟培养摄血之法。

处方

蛤粉二钱	炒生地四钱	炒归身二钱	炒白芍二钱
阿胶珠三钱	西潞党参三钱	煅龙骨三钱	煅牡蛎四钱
川断肉三钱	炙升麻一钱五分	醋炒乌贼骨三钱	棕榈炭二钱
炙甘草一钱五分			

5 剂

二诊：崩漏渐止，腰酸未除，近有脘痛，脉象软滞。阴虚气滞，肝胃不和，治拟上章加减。

处方

西潞党参三钱	蛤粉炒阿胶三钱	炒细生地四钱	白蒺藜三钱
煅牡蛎四钱	川断肉三钱	制香附三钱	炒归身二钱
炒白芍二桥	青陈皮各八分	茺蔚子三钱	醋炒乌贼骨三钱
九香虫三钱			

6 剂

三诊：崩后淋漓未止，脉象软滞，腰酸头晕，面色萎黄。肝肾两虚，血不归经，拟摄养之品。

处方

蛤粉二钱	炒生地四钱	阿胶珠三钱	潞党参二钱
炒归身二钱	煅龙骨三钱	煅牡蛎四钱	川断肉三钱
炒白芍二钱	紫石英四钱	炙龟甲三钱	炙甘草一钱五分
醋炒乌贼骨三钱			

6剂

案11

王某某，女，49岁。

初诊：1959年7月2日。前投以固经丸加地芍，经漏已止，脘满吞酸，舌质淡红，脉象细数，面色㿠白。是症贫血严重，惜胃气不苏，治以调养。

处方

炒归身二钱	炒白芍二钱	炒黄芩二钱	石决明六钱
煅牡蛎四钱	川断肉三钱	广陈皮三钱	白蒺藜二钱
茯神三钱	合欢皮二钱	炙甘草一钱五分	佛手八分
白蔻壳八分			

6剂

二诊：七七天癸未绝，期后又见淋漓，脐腹隐痛，脉象软涩。孀舍情怀抑郁，郁久内燔，迫血妄行，拟清摄。

处方

炒归身二钱	炒白芍二钱	炒黑黄芩一钱五分	煅石决明五钱
煅牡蛎四钱	川断肉三钱	炒丹参三钱	炙龟甲三钱

云苓三钱 广陈皮三钱 炒谷芽三钱 醋炒乌贼骨三钱
茜草炭三钱
6剂

案 12

吴某某，女，37岁。

初诊：1959 年 7 月 9 日。月事素迟，此次两月不行，满腹抽痛而见红，10 余日未止，舌白面黄，脉象软大沉滞。拟调和气血。

处方

小茴香八分 炒当归三钱 柴胡五分 炒白芍一钱五分
土炒白术二钱 炒川芎一钱五分 盐水炒绵杜仲三钱 制香附三钱
炒细青皮一钱五分 炒谷芽三钱 川断肉三钱 炙甘草五分
九香虫十四只 砂仁壳八分
3剂

二诊：经漏旬余日，今日渐止，少腹尚觉不和，脉象濡缓，舌苔薄白。血虚气滞，冲任失调。

处方

炒细生地四钱 柴胡八分 炒白芍一钱五分 炒当归三钱
炒川芎八分 煅牡蛎四钱 炒川断肉二钱 制香附三钱
炒白术二钱 炙甘草一钱五分 炒谷芽三钱 佛手一钱五分
炒细青皮八分 醋炒乌贼骨三钱
5剂

案 13

陈某某，女，21岁。

初诊：1959 年 7 月 11 日。经阻通行，淋漓半月余，少腹胀痛，苔薄白，脉软小数。瘀留气滞，拟养血理气。

处方

小茴香八分	炒当归三钱	上官桂四分	炒白芍一钱五分
紫丹参三钱	川芎一钱五分	制香附三钱	炒延胡索二钱
炒细青皮一钱五分	泽兰二钱	茺蔚子三钱	焦山楂二钱
紫石英四钱	九香虫十四只		

3 剂

二诊：经漏已止，少腹胀痛未住，脉象软缓。肝肾两虚，冲任失调，夫冲隶于肝、任隶于肾，拟平补肝肾。

处方

炒细生地四钱	全当归三钱	柴胡八分	炒白芍二钱
蛤粉炒阿胶三钱	绵杜仲三钱	川断肉三钱	制香附三钱
川芎一钱五分	云苓三钱	广陈皮一钱五分	炙甘草一钱
茺蔚子三钱			

5 剂

案 14

陈某某，女，47岁。

初诊：1959 年 7 月 28 日。月事频行，时旺而成块，舌质红、苔薄黄，脉象软大而滞。漏久肝肾两亏，摄纳失司，治以养摄之法。

处方

蛤粉炒阿胶三钱	炒细生地四钱	白归身三钱	炙芩炭一钱五分
煅牡蛎四钱	川断肉三钱	炒白芍二钱	茺蔚子二钱
炙龟甲四钱	白薇二钱	醋炒乌贼骨三钱	炙甘草八分

5剂

二诊：年将七七，天癸转竭，临期乳房胀痛，药后淋漓止，近因劳作后又反复出血。肝肾阴虚，血热妄行，再拟清摄。

处方

蛤粉二钱	炒生地四钱	阿胶珠三钱	白归身二钱
炒黄芩二钱	煅牡蛎四钱	柴胡八分	炒白芍三钱
炒丹皮三钱	黑山栀三钱	炙龟甲三钱	白薇二钱
清炙甘草一钱	制香附三钱	莲房炭四钱	

6剂

案15

吴某某，女，22岁。

初诊：1959年7月29日。经行量旺如冲，临期腰痛，形瘦便坚，舌质红、苔薄黄，脉象软细而数。病起春节产后，气血双亏，不能约制经血，治以养摄。

处方

蛤粉二钱	炒生地四钱	阿胶珠三钱	炒归身二钱

炒黄芩一钱五分　制龟甲四钱　煅牡蛎四钱　川断肉三钱
炒白术二钱　炒白芍二钱　盐水炒川柏一钱五分　白薇二钱
醋炒乌贼骨三钱　生甘草八分
10剂

案16

盛某某，女，41岁。

初诊：1959年8月18日。月事不调，临行右小腹胀痛，近期淋漓半月未住，舌质红、苔薄黄，脉象沉涩。血虚气滞，冲任失调，先拟调运。

处方

蛤粉炒阿胶三钱　炒细生地四钱　酒当归三钱　川芎一钱五分
煅牡蛎四钱　川断肉三钱　炒丹皮一钱五分　制香附三钱
盐水炒川柏一钱五分　炙龟甲三钱　生甘草八分　醋炒乌贼骨三钱
茺蔚子三钱
6剂

二诊：中年经水转旺，临期左少腹酸痛，期后淋漓，大便燥结。阴虚火旺，摄纳失司，拟清摄。

处方

炒细生地四钱　柴胡八分　炒白芍一钱五分　酒炒黄芩二钱
炒归身二钱　煅牡蛎四钱　川断肉三钱　地骨皮三钱
制香附三钱　盐水炒川柏一钱五分　白薇二钱　炙龟甲四钱
醋炒乌贼骨三钱　九香虫十四只
6剂

三诊：叠投清摄，经漏带下均告和缓，大便渐润，舌质红、苔薄黄，脉象软细。阴虚营热。

处方

炒细生地四钱	柴胡八分	炒白芍一钱五分	炒黄芩二钱
蛤粉炒阿胶三钱	煅牡蛎四钱	川断肉三钱	炒丹皮二钱
炙龟甲三钱	赤苓三钱	盐水炒川柏一钱五分	川萆薢三钱
甘草梢一钱			

6剂

案 17

顾某某，女，40岁。

初诊：1959年8月21日。劳倦过度，冲任戕伤而致经血旺行如崩，今日缓而未住，舌质红、苔薄黄，脉来软缓。治以养摄。

处方

蛤粉二钱	炒生地四钱	炒归身一钱	炒白芍一钱
炒黄芩一钱	煅牡蛎四钱	川断肉三钱	阿胶珠三钱
醋炒乌贼骨三钱	白薇二钱	茺蔚子三钱	炙龟甲四钱
炙甘草二钱	茜草炭一钱五分		

3剂

案 18

王某某，女，43岁。

初诊：1959年8月21日。经停月余，因劳力过多，以致暴崩，崩后肝肾下亏，风阳上乘，以致头晕欲仆，舌质红、苔薄黄，脉虚大。拟潜养。

处方

蛤粉炒阿胶三钱	煅石决明四钱	炒归身二钱	炒白芍二钱
盐水炒绵杜仲三钱	川断肉三钱	甘菊八分	女贞子三钱
清甘草八分	云苓三钱	广陈皮一钱五分	紫石英四钱
细生地四钱			

6 剂

案 19

范某某，女，50岁。

初诊：1959 年 8 月 29 日。年逾七七，天癸转旺而淋漏，腰部酸痛，舌苔白腻，脉象软大。阴虚夹湿，调治殊多费手。

处方

蛤粉炒阿胶三钱	炒细生地四钱	炒当归三钱	炒白芍二钱
煅牡蛎四钱	川断肉三钱	炒丹皮一钱五分	炙龟甲四钱
川柏炭一钱五分	白薇二钱	炙甘草二钱	醋炒乌贼骨三钱
茺蔚子三钱			

3 剂

二诊：《黄帝内经》云“太过者病，不及亦病”。七七而天癸转旺，此乃太过，非气血有余之太过，乃气血虚弱不能约制之故。

处方

蛤粉二钱	炒生地四钱	阿胶珠三钱	炒白芍二钱

黄芩炭二钱　煅牡蛎四钱　川断肉三钱　炒丹皮一钱五分
炙龟甲四钱　白薇二钱　炙甘草一钱　醋炒乌贼骨三钱
茺蔚子三钱　莲蓬炭三钱
6剂

案20

姚某某，女，40岁。

初诊：1959年8月29日。经早量旺，临期腰腹酸痛，期后淋漓，舌质红、苔薄，脉象软滞。此血虚气滞，冲任失调，治以调养。

处方

蛤粉二钱　炒生地四钱　炒归身二钱　炒白芍二钱
阿胶珠三钱　煅牡蛎四钱　川断肉三钱　炒枸杞子三钱
焙池菊二钱　制香附三钱　白薇二钱　炙龟甲三钱
炙甘草一钱　炒黄芩一钱五分　茺蔚子三钱
6剂

二诊：带多质黏，腰酸腹痛，脉象软数。阴虚湿热下注，治以清摄之法。

处方

炒细生地四钱　炒归身二钱　蛤粉炒阿胶三钱　炒黑黄芩二钱
煅牡蛎四钱　川断肉三钱　制香附三钱　炒白芍二钱
炙龟甲三钱　盐水炒川柏一钱五分　生甘草一钱　醋炒乌贼骨三钱
砂仁壳一钱五分
6剂

三诊：经旺而淋漓成块而下，药后渐止，腰酸作痛告缓，大便溏薄，苔粗白，脉象沉数。湿热下注，血热妄行，拟清摄之法。

处方

炒细生地四钱	炒当归三钱	炒白芍二钱	炒黑黄芩二钱
煅牡蛎四钱	川断肉三钱	制香附三钱	炒白术二钱
炙龟甲四钱	白薇二钱	醋炒乌贼骨三钱	茺蔚子三钱

3剂

案21

段某某，女，36岁。

初诊：1959年8月30日。月事超前，期后淋漓，少腹常胀，下部酸楚，舌红、苔薄，脉象软大。阴虚内热，肝肾阴虚，摄纳失司。

处方

炒细生地四钱	柴胡八分	炒白芍二钱	酒当归三钱
蛤粉炒阿胶三钱	煅牡蛎四钱	川断肉三钱	丹皮一钱五分
焙池菊一钱五分	白薇二钱	炙龟甲三钱	生甘草一钱
醋炒乌贼骨三钱	茺蔚子三钱		

6剂

二诊：月事尚未极期，未见效果，脉仍软大。肝肾阴虚，营分伏热，治拟清经四物合固经主之。

处方

炒大生地四钱	酒归身三钱	柴胡八分	炒白芍一钱五分

蛤粉炒阿胶三钱	盐水炒绵杜仲三钱	川断肉三钱	地骨皮三钱
盐水炒川柏一钱五分	炙龟甲三钱	生甘草一钱	醋炒乌贼骨三钱
茺蔚子三钱			

6剂

三诊：上方固经丸合清经四物汤，毓阴退火，尚称投机，脉象软大。脾肾两虚，血热妄行，再拟清摄。

处方

蛤粉二钱	炒生地四钱	炒归身一钱五分	炒白芍二钱
阿胶珠三钱	土炒白术二钱	怀山药三钱	川芎一钱五分
盐水炒川柏一钱五分	炙龟甲三钱	生甘草一钱	醋炒乌贼骨三钱
茺蔚子三钱			

6剂

四诊：适值经行，少腹胀痛，舌红、苔薄，脉象软大。先拟通运之法。

处方

紫丹参三钱	全当归三钱	赤芍一钱五分	怀牛膝三钱
制香附三钱	炒延胡索一钱五分	炒细青皮一钱五分	酒五灵脂三钱
桃仁霜三钱	川芎一钱五分	益母草三钱	九香虫十四只

5剂

五诊：药后经行1周净，少腹胀痛除，舌红、苔薄，脉象软大。阴虚火旺，摄纳失司，再拟清摄。

处方

炒细生地四钱	柴胡八分	炒白芍一钱五分	酒炒黄芩二钱
炒归身二钱	煅牡蛎四钱	川断肉三钱	制香附三钱
盐水炒川柏一钱五分	白薇二钱	炙龟甲四钱	醋炒乌贼骨三钱
九香虫十四只			

6剂

案22

钱某某，女，21岁。

初诊：1959年9月7日。经行10余日未止，旺行而成块，肢体酸楚，舌苔黄腻，脉象软细。阴虚营热，摄纳失司。

处方

炒细生地四钱	柴胡五分	炒白芍一钱五分	酒炒黄芩二钱
煅石决明五钱	煅牡蛎四钱	川断肉三钱	制香附三钱
白蒺藜二钱	白薇二钱	炙龟甲三钱	生甘草一钱
茺蔚子三钱			

4剂

二诊：经漏缓而未住，肢体酸楚，头晕目眩，脉细带数。阴虚营热，摄纳失司，治以清摄之法。

处方

炒细生地四钱	炒白芍一钱五分	蛤粉炒阿胶三钱	煅石决明七钱
煅牡蛎四钱	川断肉三钱	炒丹皮一钱五分	黄芩炭一钱五分

炙龟甲三钱	盐水炒川柏一钱五分	炙甘草一钱	醋炒乌贼骨三钱
茺蔚子三钱			

6剂

案 23

朱某某，女，49岁。

初诊：1959年9月8日。经血淋漓，两月未止，近来脘痛滞痞，舌苔黏黄腻，脉来濡细。治以清利湿热为先。

处方

紫丹参三钱	枳壳八分	炒白术二钱	炒黄芩一钱五分
炒白芍一钱五分	炒延胡索二钱	川楝子二钱	炒木香一钱五分
湖丹皮一钱五分	焦川柏一钱五分	赤苓三钱	焦六曲三钱
茺蔚子三钱			

3剂

二诊：年已七七，天癸淋漓两月未住，少腹胀痛，舌苔薄腻，脉象软滞。阴虚湿热下注，治以清摄之法。

处方

炒细生地四钱	炒白芍二钱	盐水炒黄连八分	炒黄芩一钱五分
煅牡蛎四钱	川断肉三钱	炒丹皮一钱五分	制香附三钱
盐水炒川柏一钱五分	炙龟甲三钱	生甘草八分	醋炒乌贼骨三钱
茺蔚子三钱			

6剂

三诊：淋漓已止。中焦积湿，注于大肠，而为便溏；扰及子宫，而为经漏；脉象软滞，治以上章出入。

处方

炒当归三钱　炒白芍一钱五分　炒黄芩一钱五分　川芎一钱五分
煨葛根一钱五分　木香一钱五分　槟榔一钱五分　青陈皮各一钱五分
焦六曲三钱　焦山楂二钱　枳壳一钱五分　茺蔚子三钱
3 剂

案 24

胡某某，女，38岁。

初诊：1959 年 9 月 10 日。据述月经过多，时间延长，经行身体疲倦，病患起自产后，舌红、苔薄，脉来濡细。属肝肾阴虚，湿热内扰，不能制约，拟清摄。

处方

蛤粉二钱　炒生地四钱　阿胶珠三钱　炒黄芩一钱五分
炒白芍一钱五分　煅牡蛎四钱　川断肉三钱　地骨皮三钱
制香附三钱　白薇二钱　炙龟甲三钱　醋炒乌贼骨三钱
清甘草一钱
6 剂

案 25

施某某，女，35岁。

初诊：1959 年 9 月 18 日。经停 3 月，通行甚旺，淋漓半月未止，少腹右侧胀痛，舌红、苔薄腻，脉象沉滞。瘀湿互阻，冲任失调，先拟通运之法。

处方

紫丹参三钱	全当归三钱	上官桂五分	赤芍一钱五分
怀牛膝三钱	制香附三钱	炒延胡索二钱	炒细青皮一钱五分
酒五灵脂三钱	桃仁霜三钱	川芎一钱五分	益母草三钱
九香虫十四只			

4剂

案 26

胡某某，女，20岁。

初诊：1959年9月20日。经早量旺，期后淋漓，时常带下，便燥痔血，舌红、苔薄腻，脉象软数。阴虚营热之象，治以清摄。

处方

生地四钱	炒白芍二钱	炒黄芩一钱五分	制香附三钱
银柴胡一钱	青蒿梗二钱	地骨皮三钱	黑山栀三钱
盐水炒川柏一钱五分	白薇二钱	炙龟甲四钱	生甘草一钱

3剂

案 27

陈某某，女，39岁。

初诊：1959年9月23日。经血淋漓不止月余，量旺、夹血块、下瘀垢，腹痛腰酸，舌红、苔薄腻，脉象软数。瘀血内阻，投以祛瘀生新。

处方

紫丹参三钱	全当归三钱	川芎一钱五分	赤芍一钱五分
怀牛膝三钱	制香附三钱	炒延胡索一钱五分	炒细青皮一钱五分
酒五灵脂三钱	上官桂七分	桃仁霜三钱	泽兰一钱五分
益母草三钱	红花一钱五分	丝瓜络三钱	

5 剂

二诊：药后淋漓告缓，腹痛腰酸减，脉象沉缓。因流血过多，肝肾阴虚，治以养摄之法。

处方

蛤粉二钱	炒生地四钱	炒归身二钱	炒白芍二钱
阿胶珠三钱	煅牡蛎四钱	川断肉三钱	盐水炒枸杞子三钱
川芎一钱五分	制香附三钱	炙龟甲三钱	生甘草一钱
醋炒乌贼骨三钱	茺蔚子三钱		

6 剂

案 28

赵某某，女，38岁。

初诊：1959 年 9 月 25 日。经早而淋漓，骨节酸楚，指麻，舌苔白腻，脉象软滞。阴虚夹湿，养阴助湿，利湿伤阴，调治殊多费手，拟养血补肾、健脾利湿。

处方

酒归身三钱	桂枝四分	炒白芍一钱五分	秦艽一钱五分
桑寄生一钱	盐水炒绵杜仲三钱	金毛狗脊三钱	生薏苡仁四钱
火桑枝一尺	广陈皮一钱五分	川萆薢三钱	川芎一钱五分
红枣二个	生姜二片		

6剂

案 29

林某某，女，35岁。

初诊：1959 年 10 月 1 日。经行涉水工作，湿气客以下焦，冲任失调，以致经水淋漓不止两旬余，下腹抽痛，舌苔白腻，脉象软滞。治以调摄。

处方

酒当归三钱	柴胡八分	炒白芍一钱五分	炒荆芥一钱五分
川芎一钱五分	煅牡蛎四钱	川断肉三钱	制香附三钱
泽佩兰各一钱五分	紫石英四钱	炒细青皮一钱五分	益母草三钱
红花一钱五分	丝瓜络三钱		

4剂

案 30

周某某，女，40岁。

初诊：1959 年 10 月 14 日。叠次暴崩，旺而成块，腰痛如折，头晕如醉，舌淡苔薄，脉象软弱。此气阴两虚，摄纳失司，治以养摄。

处方

盐水炙绵芪三钱　潞党参三钱　蛤粉二钱　炒生地四钱
炒归身二钱　煅龙骨三钱　煅牡蛎四钱　川断肉三钱
炒白芍二钱　盐水炒萸肉一钱五分　炙龟甲三钱　炙甘草一钱
醋炒乌贼骨三钱　棕皮炭三钱
6剂

二诊：因崩而漏，漏而复崩，反复已近3月，腰痛头晕、心悸肉瞤，脉象软弱，出血过多。此为气阴两虚，再调以养摄。

处方

盐水炙绵芪三钱　潞党参三钱　蛤粉炒阿胶三钱　炒生地四钱
龙齿骨各二钱　煅牡蛎七钱　川断肉三钱　炒白芍三钱
紫石英四钱　炙龟甲三钱　炙甘草一钱　棕皮炭三钱
6剂

三诊：崩漏缓而未住，腰腿酸楚，少腹急滞，心悸肉瞤，出血过多，脉象软弱。此为气阴两虚，拟养摄。

处方

蒲黄炒阿胶三钱　蛤粉二钱　炒生地四钱　盐水炙绵芪三钱
西潞党参三钱　煅牡蛎六钱　川断肉三钱　炙升麻一钱
炒归身三钱　醋炒乌贼骨三钱　炙龟甲三钱　炙甘草一钱
茺蔚子三钱　炒白芍三钱
6剂

案 31

杨某某，女，21岁。

初诊：1959 年 12 月 27 日。自两月前流产之后，经血淋漓，脘腹作胀，漉漉肠鸣，舌苔薄白，脉象软大。总属气血失调，拟以调运。

处方

酒炒当归三钱	柴胡八分	炒白芍一钱五分	黄芩炭一钱五分
白蒺藜二钱	制香附三钱	炒细青皮一钱五分	广陈皮一钱五分
川芎一钱五分	川柏炭一钱五分	清甘草一钱	醋炒乌贼骨三钱
茺蔚子三钱			

3 剂

案 32

朱某某，女，29岁。

初诊：1959 年 12 月 7 日。月事频行，临行少腹急而脘痛腿软，舌苔薄黄，脉象软数。阴虚营热，血热妄行，治以清摄。

处方

炒细生地四钱	柴胡八分	炒白芍一钱五分	炒当归三钱
川芎一钱五分	煅牡蛎四钱	川断肉三钱	黑山栀三钱
盐水炒川柏一钱五分	炙龟甲三钱	生甘草一钱	茺蔚子三钱
制香附三钱			

6 剂

案 33

徐某某，女，26岁。

初诊：1959 年 12 月 14 日。经阻两月，行后，间 10 余日复行，已半月未住，舌红、苔薄黄腻，脉象软缓，略有腹痛。劳倦积热，血不归经，治以清摄。

处方

炒细生地四钱	柴胡八分	炒白芍一钱五分	酒黄芩一钱五分
炒当归三钱	制香附三钱	炒细青皮一钱五分	炒丹皮一钱五分
川芎一钱五分	川柏炭一钱五分	炙龟甲三钱	炙甘草八分
醋炒乌贼骨三钱	茺蔚子三钱		

3 剂

案 34

沈某某，女，20岁。

初诊：1959 年 12 月 21 日。月事常阻，临行前无痛苦，唯期后淋漓，舌苔薄腻，脉急软滞。留瘀阻气，拟调运。

处方

白全归三钱	柴胡五分	炒白芍一钱五分	酒炒怀牛膝三钱
去粗皮上官桂八分	制香附三钱	炒延胡索二钱	炒青皮一钱五分
川芎一钱五分	桃仁霜二钱	淡吴茱萸五分	九香虫十四只

6 剂

案 35

王某某，女，37岁。

初诊：1959 年 12 月 27 日。经行月余未住、夹块，小腹作痛，腰酸头晕，冒热有汗，舌紫黯，脉象弦数。先以祛瘀生新。

处方

紫丹参三钱　炒当归三钱　怀牛膝三钱　炒白芍一钱五分
制香附三钱　炒延胡索二钱　酒炒五灵脂三钱　川芎一钱五分
细炒青皮一钱五分　桃仁霜二钱　益母草三钱　九香虫十四只
炮姜五分
2 剂

二诊：投以祛瘀生新，腹痛告缓，腰酸未愈，冒热有汗而下部淋漓未尽，舌紫黯，脉象弦数。更以清涩。

处方

蛤粉二钱　炒生地四钱　炒归身二钱　炒白芍二钱
煅石决明一钱五分　煅牡蛎四钱　川断肉三钱　制香附三钱
川芎一钱五分　紫石英四钱　茺蔚子三钱　炙甘草钱六分
醋炒乌贼骨三钱　阿胶珠三钱
3 剂

三诊：上方以四物汤为主加阿胶、牡蛎、乌贼骨等补血摄血以来，出血渐止，腰酸冒热已止。舌紫黯，脉左弦数。诊以养摄。

处方

西潞党参三钱	蛤粉炒阿胶三钱	炒归身二钱	细生地四钱
煅牡蛎四钱	川断肉三钱	炒白芍一钱五分	川芎一钱五分
紫石英四钱	制香附三钱	炙甘草八分	醋炒乌贼骨二钱
茜草炭一钱五分			

5剂

案 36

曹某某，女，51岁。

初诊：1959年12月28日。年逾七七，天癸未绝，近来经行淋漓夹杂黄色带浊，脉来软滞，胃钝，溲频而酸。调治非易。

处方

炒细生地四钱	柴胡六分	白芍一钱五分	炒当归三钱
炒黄芩一钱五分	湖丹皮一钱五分	黑山栀三钱	地骨皮三钱
炒川柏一钱五分	白薇二钱	炙龟甲四钱	川萆薢三钱
醋炒乌贼骨三钱			

6剂

二诊：红止而黄色带浊水液未断，脉象软滞，故黄带属湿热居多，年逾七七。治拟固摄冲任。

处方

全当归三钱	柴胡六分	白芍一钱五分	炒黄芩一钱五分
清宁丸三钱，分三次吞服	湖丹皮一钱五分	黑山栀三钱	木通一钱
赤苓三钱	川萆薢三钱	甘草梢一钱五分	

6剂

三诊：红止而带浊亦止，唯胃气未甦，脐腹隐痛，大便滞溏，脉象软滞，苔微黄腻。拟调胃整肠。

处方

炒当归三钱	炒白芍一钱五分	制川朴一钱	香连丸二钱，分两次吞
煨木香一钱五分	炒细青皮一钱五分	广陈皮一钱五分	云苓三钱
炒薏苡仁四钱	焦山楂二钱	炒枳壳一钱五分	炒鸡内金一钱五分

6剂

四诊：诸恙告退，赤白带浊绵绵，脉象软滞，苔微黄腻，溲后酸楚。阴虚湿热下注，治拟固摄冲任。

处方

炒细生地四钱	柴胡六分	炒白芍一钱五分	酒当归三钱
威喜丸三钱，分两次吞	煅牡蛎四钱	川断肉三钱	制香附三钱
甘草梢一钱	炒川柏一钱五分	白薇二钱	川萆薢三钱
醋炒乌贼骨三钱			

6剂

五诊：带浊减少，溲后酸楚已愈，脘泛胃钝便溏，头晕，脉来软滞，苔腻。再以清理法。

处方

川连五分	炒佩兰一钱五分	制川朴一钱	炒黄芩一钱五分
石决明六钱	仙半夏一钱五分	广陈皮一钱五分	青蒿梗三钱
云苓三钱	炒川柏一钱五分	生薏苡仁四钱	川萆薢三钱
白蔻壳一钱			

6剂

六诊：诸恙告缓，带浊未断，腰痛肢寒，脉软弱。病久正虚之象，拟以培补之剂。

处方

太子参三钱	炒怀山药三钱	白归身二钱	炒白芍二钱
盐水炒绵杜仲三钱	川断肉三钱	菟丝子三钱	白蒺藜二钱
广陈皮一钱五分	紫石英四钱	炙甘草一钱	带壳砂仁八分

6剂

案 37

赵某某，女，20岁。

初诊：1959 年 12 月 28 日。初夏流产后，从此经行不准，期后淋漓，腰间酸痛。肝肾两亏，摄纳失司，治以摄养之法。

处方

炒生地四钱	炒当归三钱	炒白芍一钱五分	蛤粉炒阿胶三钱
煅牡蛎四钱	川断肉三钱	炒枸杞子三钱	炒艾叶一钱五分
菟丝子三钱	炙龟甲四钱	炙甘草一钱	醋炒乌贼骨三钱

5剂

二诊：月事参差，期后淋漓起自初夏流产之后，腰酸带下，脉象软弱。肝肾两亏，任带不固，治拟滋养肝肾、健脾固冲。

处方

潞党参三钱	炒根熟地四钱	炒当归三钱	蛤粉炒阿胶三钱
盐水炒绵杜仲三钱	川断肉三钱	炒枸杞子三钱	炒白芍三钱

菟丝子三钱	制香附三钱	炙甘草一钱	醋炒乌贼骨三钱

6剂

第三节 闭 经

闭经是以女子年逾16周岁，月经尚未来潮，或已来潮、非怀孕而又中断6个月以上为常见症的月经病。临床多分虚、实，以虚为多。韶舞先生对闭经常以通补为主。虚者补之，以健脾补血、滋阴养血为主；从血虚、血滞、肝郁、脾虚、肾虚等论治；先生擅用气药，认为“调其气，则血自通”；先生强调“久病治中”，认为中焦脾胃为气血生化之源，冲为血海，隶于阳明胃，脾胃虚则不能化生气血，气血不足，太冲不盛，则经水不通。对脾胃功能障碍者，当先健脾胃，后计调经。

案1

唐某某，女，20岁。

初诊：1959年4月15日。经停4个月，纳减便溏，疲倦头晕，苔薄腻，脉象软细。室女停经，病关肝脾为多数，拟逍遥散为主方。

处方

酒炒当归三钱	柴胡一钱	炒白芍一钱五分	土炒白术三钱
白蒺藜三钱	制香附三钱	炒延胡索二钱	炒细青皮一钱五分
怀牛膝三钱	川芎一钱五分	合欢皮三钱	炒桃仁霜二钱
茺蔚子三钱			

8剂

二诊：近来胃钝便溏，室女情怀不畅，苔薄，脉软而大。肝脾不和，拟调运。

处方

酒炒当归三钱	柴胡八分	炒白芍一钱五分	枳壳一钱
炒白术二钱	川芎一钱五分	制香附三钱	青木香一钱五分
白蒺藜二钱	神曲三钱	炒谷芽三钱	茺蔚子三钱
九香虫十四只			

6剂

三诊：继投养血柔肝、健脾和胃之剂，胃纳渐馨，疲倦头晕告缓，室女情怀渐畅，便溏，苔薄，脉软而大。仍拟疏肝健脾调运。

处方

酒炒当归三钱	柴胡八分	炒白芍一钱五分	炒白术二钱
云苓四钱	川芎一钱五分	制香附三钱	青木香一钱五分
广陈皮一钱五分	佛手一钱五分	白蒺藜二钱	炒谷芽三钱
茺蔚子三钱	九香虫十四只		

6剂

四诊：气为血帅，气运则血行，经闭已通，近来又胃钝便溏，脉软而大。室女情怀不畅，肝脾不和，再拟调运。

处方

酒炒当归三钱	柴胡八分	炒白芍一钱五分	枳壳一钱
炒白术三钱	川芎一钱五分	制香附三钱	炒细青皮一钱五分
青木香一钱五分	白蒺藜二钱	广陈皮一钱五分	神曲三钱

炒谷芽三钱	芜蔚子三钱	九香虫十四只

6剂

五诊：经行而量不多，室女情怀渐畅，大便转好，苔薄腻，脉软。继投调运。

处方

酒炒当归三钱	柴胡八分	炒白芍一钱五分	枳壳一钱
白术三钱	川芎一钱五分	制香附三钱	炒细青皮一钱五分
青木香一钱五分	广陈皮一钱五分	云苓四钱	神曲三钱
炒谷芽三钱	芜蔚子三钱	九香虫十四只	

6剂

案2

施某某，女，24岁。

初诊：1959年4月24日。停经3月余，情绪郁闷，纳减，夜寐不安，便溏，舌苔粗白，脉象浮滑弦。怒伤肝，肝胃不和，营卫之循环受阻，冷热胃钝，治以和运。

处方

川连四分	佩兰一钱五分	桂枝四分	炒白芍一钱五分
秦艽一钱	制香附三钱	炒细青皮一钱五分	广陈皮一钱五分
桑寄生三钱	大豆卷三钱	茯神三钱	六神曲三钱
红枣四个	生姜三片		

3剂

二诊：月事停行，情绪郁闷转好，夜寐得安，乳房胀痛，纳食好转，便溏，舌苔白腻，脉象弦细。血虚气滞，肝胃不和，治以和运之法。

处方

小茴香四分	炒当归三钱	柴胡八分	炒白芍一钱五分
川桂枝七分	川芎一钱五分	湖丹皮一钱五分	桑寄生三钱
制香附三钱	炒细青皮一钱五分	炒川楝子二钱	广陈皮一钱五分
炒延胡索二钱	茺蔚子三钱	九香虫十四只	

6剂

三诊：经行量少，情绪郁闷得舒，乳房胀痛好转，便溏，舌苔薄腻，脉象弦细。气血失调，以调运之法。

处方

小茴香四分	炒当归三钱	柴胡八分	炒白芍一钱五分
川桂枝七分	川芎一钱五分	制香附三钱	炒细青皮一钱五分
炒川楝子二钱	广陈皮一钱五分	炒延胡索二钱	茺蔚子三钱
结子红花一钱五分	月季花七分		

6剂

案3

来某某，女，28岁。

初诊：1959年5月10日。结婚3年，尚未怀麟，月事愆期，临期腹胀，时常腰痛，便干，脉来软大。肝肾阴虚，影响卵子之健全，拟调养。

处方

生地四钱 小茴香四分 炒当归三钱 柴胡八分
炒白芍一钱五分 盐水炒怀牛膝三钱 川断肉三钱 盐水炒绵杜仲三钱
制香附三钱 川芎一钱五分 酒炒川楝子二钱 炒延胡索二钱
九香虫十四只 茺蔚子三钱
6剂

案 4

杨某某，女，42岁。

初诊：1959年6月28日。经停6个月，白带绵绵，脉来软细，疲倦异常，胃纳减少。肝肾阴虚，血不归经，治以调养之法。

处方

酒炒当归三钱 柴胡八分 炒白芍一钱五分 细生地四钱
川芎一钱五分 盐水炒绵杜仲三钱 川断肉三钱 盐水炒枸杞子三钱
池菊二钱 云苓三钱 广陈皮一钱五分 炙甘草一钱
佛手一钱五分 冬桑叶三钱
6剂

案 5

徐某某，女，28岁。

初诊：1959年7月18日。月事停行，白带如注，阴虚溺赤，腰部酸痛，脉沉细数。湿热客于下焦，治以清利。

处方

小茴香八分	炒当归三钱	柴胡八分	炒白芍一钱五分
炒黄芩二钱	川芎一钱五分	制香附三钱	炒细青皮一钱五分
黑山栀三钱	甘草梢一钱	赤苓三钱	盐水炒川柏一钱五分
川萆薢三钱	归脾丸三钱，吞		

4剂

案 6

金某某，女，18岁。

初诊：1959年7月27日。月事停行1年，中脘隐痛兼气闷，形寒乍热，脉象软大。乃伏邪秋感，先治其标。

处方

酒当归三钱	桂枝八分	炒白芍一钱五分	淡秦艽一钱五分
紫苏梗三钱	豆豉卷三钱	陈青蒿三钱	威灵仙二钱
防风一钱五分	鲜葱白三支	木防己三钱	红枣六个
生姜三片	广陈皮一钱五分		

3剂

案 7

周某某，女，39岁。

初诊：1959年7月28日。月事久停，胃钝脘满，舌粗白而起瘰，脉象沉细而滞，湿火上熏，治以清泄。

处方

扁石斛三钱	带心连翘三钱	炒黄芩一钱五分	鲜车前草3枝
黑山栀三钱	金银花三钱	湖丹皮一钱五分	知母二钱
赤苓三钱	荷叶包益元散四钱	炒枳壳三钱	淡竹叶一钱五分

4剂

二诊：中脘饱胀渐宽，便常，脉象软细弦，月事停行已久。先以清运，次计培养。

处方

生地四钱	柴胡八分	炒白芍一钱五分	炒黄芩三钱
白蒺藜三钱	制香附三钱	炒细青皮一钱五分	青蒿三钱
秦艽一钱五分	赤苓三钱	黑山栀三钱	薄荷一钱
淡甘草八分	冬桑叶三钱		

5剂

三诊：月事久停，疲倦形瘦，贫血，胃钝饱胀，腹痛便溏，已见消化不良。拟久病治中为主。

处方

全当归三钱	柴胡八分	炒白芍一钱五分	枳壳二钱
炒白术二钱	白蒺藜二钱	制香附三钱	炒细青皮一钱五分
广陈皮一钱五分	川芎一钱五分	焦六曲三钱	云苓三钱
焦谷芽三钱	砂仁壳一钱		

5剂

四诊：月事未行，腰酸白带绵绵，疲倦，便溏，脉来软细弦。肝肾阴虚，脾运失健，继以清运之法。

处方

生地四钱	酒炒当归三钱	柴胡八分	炒白芍一钱五分
川芎一钱五分	盐水炒绵杜仲三钱	川断肉三钱	盐水炒枸杞子三钱
秦艽一钱五分	炒白术二钱	云苓三钱	广陈皮一钱五分
佛手一钱五分	炙甘草一钱		

6剂

五诊：月事未行，腰酸，疲倦好转，脉象弦细。气血失调，以调运之法。

处方

小茴香一钱	炒当归三钱	柴胡八分	炒白芍一钱五分
怀牛膝三钱	川芎一钱五分	制香附三钱	炒延胡索二钱
盐水炒绵杜仲三钱	川断肉三钱	川萆薢三钱	台乌药半钱
结子红花一钱五分	茺蔚子三钱	月季花七分	

6剂

六诊：适值经行，量少色暗，腰酸好转，疲倦乏力，脉象弦细。气血失调，继投调运之剂。

处方

小茴香一钱	炒当归三钱	柴胡八分	炒白芍一钱五分
怀牛膝三钱	川芎一钱五分	制香附三钱	炒延胡索二钱
酒炒五灵脂三钱	盐水炒绵杜仲三钱	紫石英四钱	台乌药半钱
炒川楝子二钱	结子红花一钱五分	茺蔚子三钱	

6剂

七诊：前方加减叠投两月余，患者月经转常，舌红，脉软大。继投养阴健脾以巩固。

处方

生地四钱	酒炒当归三钱	柴胡八分	炒白芍一钱五分
川芎一钱五分	盐水炒绵杜仲三钱	川断肉三钱	紫石英四钱
盐水炒枸杞子三钱	广陈皮一钱五分	炒白术二钱	云苓三钱
佛手一钱五分	炙甘草一钱		

6剂

案8

曹某某，女，45岁。

初诊：1959年8月2日。经停5个月，药后行而不多，五心烦热，盗汗，脉来软大。阴虚营热，治以清养。

处方

生地四钱	炒白芍二钱	炙鳖甲三钱	炒归身二钱
银柴胡一钱	青蒿梗二钱	盐水炒知母一钱五分	淮小麦三钱
茯神三钱	生甘草一钱	盐水炒杜仲三钱	穞豆衣三钱

3剂

案9

金某某，女，23岁。

初诊：1959年8月7日。经停5个月，脉弦数，腰痛白带绵绵，舌尖赤起刺。阴虚营热之象，拟清养。

处方

生地四钱	盐水炒知母一钱五分	炒黄芩一钱五分	炒白芍一钱五分
青蒿梗二钱	湖丹皮一钱五分	黑山栀三钱	生甘草一钱
赤苓三钱	盐水炒川柏一钱五分	川萆薢三钱	竹叶卷芯三十张

4剂

案 10

花某某，女，37岁。

初诊：1959年8月8日。右腰胁酸痛，牵及腿部，筋拘，便燥，经停白带多，脉来细涩。病久气血失调，治以调养。

处方

生地四钱	柴胡八分	炒白芍一钱五分	怀牛膝三钱
白全归三钱	制香附三钱	炒延胡索三钱	炒细青皮一钱五分
川芎一钱五分	炒川楝子二钱	炒枳壳三钱	茺蔚子三钱
火麻仁三钱	更衣丸一钱五分，吞		

5剂

案 11

李某某，女，41岁。

初诊：1959年9月3日。右少腹瘕气梗动，月事停行，腰酸白带，脉来软滞。血虚气滞，肝脾不和，治以调运。

处方

小茴香一钱	炒当归三钱	酒炒川楝子二钱	炒延胡索二钱
柴胡八分	炒白芍一钱五分	制香附三钱	炒细青皮一钱五分
枳壳一钱	炒白术二钱	川芎一钱五分	九香虫十四只
茺蔚子三钱	焦六曲三钱	砂仁壳一钱五分	

4剂

二诊：经停带多，右少腹瘕叙，外无冷热之见征，内无溲便之阻秘，病关奇脉。《黄帝内经》云："任脉为病……女子带下瘕叙。"

处方

小茴香一钱	炒当归三钱	柴胡八分	炒白芍一钱五分
怀牛膝三钱	川芎一钱五分	制香附三钱	炒延胡索二钱
酒炒五灵脂三钱	川萆薢三钱	台乌药半钱	炒川楝子二钱
上官桂六分	茺蔚子三钱		

6剂

三诊：药后经行量中通畅，右少腹不适告缓，腰酸，脉来软滞。血虚气滞，治以调运。

处方

小茴香一钱	炒当归三钱	柴胡八分	炒白芍一钱五分
怀牛膝三钱	川芎一钱五分	制香附三钱	炒延胡索二钱
酒炒五灵脂三钱	盐水炒绵杜仲三钱	川断肉三钱	台乌药半钱
茺蔚子三钱			

5剂

案 12

沈某某，女，31岁。

初诊：1959 年 9 月 4 日。月事停行，腹中瘕气推动，温温作痛，脉沉带滑。治以调运之法。

处方

小茴香八分	炒当归三钱	柴胡八分	炒白芍一钱五分
炒细青皮一钱五分	川芎一钱五分	制香附三钱	青木香一钱五分
广陈皮一钱五分	紫苏梗二钱	炒川楝子二钱	炒枳壳一钱五分
大豆卷三钱	九香虫十四只		

3 剂

二诊：经停 7 个月，脐腹瘕气推动，脉象沉滞。气血失调，久而成瘕，治以调运之法。

处方

小茴香八分	炒当归一钱五分	柴胡八分	炒白芍一钱五分
淡吴茱萸七分	川芎一钱五分	制香附三钱	炒延胡索二钱
炒细青皮一钱五分	结子红花一钱五分	炒枳壳一钱五分	炒川楝子一钱五分
九香虫十四只	茺蔚子三钱	月季花七分	

5 剂

案 13

沈某某，女，36岁。

初诊：1959 年 9 月 5 日。左少腹瘕气未消，月事常迟 3 月余而行，临行腹胀而痛，脉象软滞。冲任失调，拟调运之法。

处方

小茴香八分	炒当归三钱	柴胡八分	炒白芍一钱五分
怀牛膝三钱	川芎一钱五分	川楝子二钱	炒延胡索二钱
制香附三钱	台乌药一钱五分	制乳没各一钱五分	炒桃仁三钱
九香虫十四只	茺蔚子三钱		

6剂

二诊：前剂叠投加减，诸恙见减，经行后带多，左少腹积痞未消，脉象沉滞。证属肝脾气血不和，血不归经，拟调运。

处方

紫丹参三钱	小茴香八分	炒当归三钱	柴胡八分
炒白芍一钱五分	川芎一钱五分	制香附三钱	炒细青皮一钱五分
炒延胡索二钱	紫石英四钱	炒川楝子二钱	结子红花一钱五分
上官桂五分	茺蔚子三钱	月季花五分	

6剂

案 14

周某某，女，25岁。

初诊：1959年9月8日。月事常阻，近停经4月未行，少腹左侧瘕气攻痛，脉象软滞。血虚气滞，肝胃不和，治以调运。

处方

小茴香八分　炒当归三钱　柴胡八分　炒白芍一钱五分
紫丹参三钱　川芎一钱五分　制香附三钱　炒延胡索二钱
炒细青皮一钱五分　青木香一钱五分　酒炒川楝子二钱　台乌药一钱五分
茺蔚子三钱　九香虫十四只
4剂

案 15

周某某，女，45岁。

初诊：1959年9月10日。经停3月余未行，便食如常，少腹抽动，脐边瘕气未消，脉小带滑。治以理气调冲。

处方

小茴香八分　炒当归三钱　柴胡八分　炒白芍二钱
炒细青皮一钱五分　紫苏梗二钱　盐水炒绵杜仲三钱　川断肉三钱
香附三钱　桑寄生三钱　炒川楝子二钱　川芎一钱五分
广陈皮一钱五分　九香虫十四只
6剂

案 16

俞某某，女，44岁。

初诊：1959年9月16日。经停3月余，少腹胀痛，重按则痛而脘泛，脉象沉滞。瘀阻气滞，类似石瘕，拟调运。

处方

小茴香八分	炒当归三钱	上官桂七分	炒白芍一钱五分
怀牛膝三钱	川芎一钱五分	制香附三钱	炒延胡索二钱
酒炒五灵脂二钱	生蒲黄二钱	川楝子二钱	小青皮一钱五分
桃仁霜二钱	茺蔚子三钱		

3剂

案17

赵某某，女，35岁。

初诊：1959年9月26日。月事停行，腰痛胃钝，舌苔粗白腻，脉象沉滞。阴虚夹湿，以致消化不良，先拟健胃化湿，次计调经。

处方

酒炒当归三钱	桂枝四分	炒白芍一钱五分	制川朴一钱
川芎一钱五分	制香附三钱	炒细生地一钱五分	广陈皮一钱五分
佩兰叶一钱五分	云苓三钱	大豆卷三钱	炒谷芽三钱
白蔻壳一钱五分	红枣六个	生姜三片	

6剂

案18

吴某某，女，40岁。

初诊：1959年10月1日。月事逾期未行，少腹瘕气作胀，脉象沉滞。胃纳减半，寒留气滞，血不归经，治以温和调运之法。

处方

小茴香八分	炒当归三钱	酒细青皮一钱五分	川芎一钱五分
紫石英四钱	制香附三钱	炒延胡索二钱	炒川楝子三钱
佛手一钱五分	台乌药一钱五分	广陈皮一钱五分	九香虫十四只
柴胡六分	炒白芍一钱五分		

3 剂

案 19

顾某某，女，24岁。

初诊：1959 年 10 月 10 日。经停 3 个月，脉象缓滑，舌苔白腻，自觉少腹瘕气扰动，时有时无。属肝脾气滞，以调运。

处方

小茴香八分	当归三钱	柴胡七分	炒白芍一钱五分
酒黄芩一钱五分	川芎一钱五分	制香附三钱	炒细青皮一钱五分
川楝子二钱	云苓三钱	广陈皮一钱五分	大豆卷三钱
炒枳壳一钱五分	九香虫十四只	砂仁壳八分	

3 剂

案 20

金某某，女，33岁。

初诊：1959 年 10 月 23 日。月事停行，脘胀腹痛，腰部酸痛，脉来软滞，舌苔白腻。此为湿阻气滞，表里不和，治以宣运。

处方

制川朴一钱	柴胡八分	白芍一钱五分	酒炒当归三钱
川芎一钱五分	制香附三钱	炒细青皮一钱五分	广陈皮一钱五分
炒枳壳一钱五分	云苓三钱	大豆卷三钱	木防己三钱
佛手二钱	丝瓜络三条		

3剂

案 21

姚某某，女，20岁。

初诊：1959年10月27日。月事参差，临期腰酸，小腹阵痛，脉来软滞。寒留瘀阻，气血失调，治拟养血调冲。

处方

全当归三钱	柴胡八分	炒白芍一钱五分	怀牛膝三钱
川芎一钱五分	制香附三钱	炒延胡索二钱	炒细青皮一钱五分
白蒺藜三钱	台乌药一钱五分	上官桂八分	川楝子二钱
茺蔚子三钱	九香虫十四只		

6剂

二诊：投剂芎归汤、金铃子散增味，腰酸、少腹作痛缓而未住，脉象沉滞。治以上章出入。

处方

小茴香一钱	炒当归三钱	柴胡八分	炒白芍一钱五分
怀牛膝三钱	川芎一钱五分	制香附三钱	炒延胡索二钱

制乳没各一钱五分	秦艽三钱	淡吴茱萸五分	桃仁霜二钱
茺蔚子三钱	泽兰三钱	九香虫十四只	

6剂

案 22

王某某，女，37岁。

初诊：1959 年 10 月 28 日。月事限迟，临期腹痛，少腹急滞，脉象沉迟。寒留气滞，治以温经散寒，活血利气之法。

处方

小茴香八分	炒当归三钱	柴胡六分	炒白芍一钱五分
淡吴茱萸五分	川芎一钱五分	制香附三钱	炒延胡索二钱
炒细青皮一钱五分	泽兰二钱	炒川楝子二钱	台乌药一钱五分
川萆薢二钱	茺蔚子三钱		

6剂

第四节　痛　经

《陈素庵妇科补解·调经宜和气》曰："妇人经水不调，多因气郁所致。治宜开郁行气，则血随气行，自不致阻塞作痛。"

韶舞先生治痛经，谨守气血，宗不通则痛之旨，认为痛经是气血运行不畅所致，治以通调气血为主，血瘀者行之，气滞者达之，寒盛者温之，热炽者清之，火实者泻之，水亏者润之，虽治法各殊，然"以通为用"，使气血调和旺盛，冲任流通畅行，痛经自愈。且临床中痛经常见热扰冲任而致，治以凉血清热调冲。

案 1

张某某，女，23岁。

初诊：1959 年 6 月 8 日。月事限迟，期前少腹两旁胀痛，引及腰部，苔薄腻，脉来沉滞。劳伤冲任，不通则痛，治拟养血理气调冲。

处方

小茴香一钱	炒当归三钱	柴胡八分	炒白芍一钱五分
怀牛膝三钱	川芎一钱五分	明乳香一钱五分	制没药一钱五分
炒延胡索二钱	泽兰二钱	桃仁霜三钱	上官桂七分
结子红花一钱五分	茺蔚子三钱		

6 剂

二诊：月事尚未临期，未卜应效，据述临期少腹两旁胀痛，腰部酸楚，舌淡、苔薄腻，脉来沉滞。此为足厥阴肝经不调，气滞血瘀，再拟养血理气调冲。

处方

小茴香八分	炒当归三钱	柴胡八分	炒白芍一钱五分
盐水炒怀牛膝三钱	川芎一钱五分	制香附三钱	炒延胡索二钱
炒细青皮一钱五分	茺蔚子三钱	桃仁霜三钱	炒川楝子二钱
台乌药一钱五分	九香虫十四只		

6 剂

三诊：适值经行第 2 日，腹痛未作，腰酸亦减，舌淡苔薄腻，脉来沉滞。上章出入，巩固疗效。

处方

紫丹参三钱	小茴香八分	炒当归三钱	柴胡八分
炒白芍一钱五分	盐水炒怀牛膝三钱	川芎一钱五分	制香附三钱
炒延胡索二钱	炒细青皮一钱五分	茺蔚子三钱	桃仁霜三钱
炒川楝子二钱	台乌药一钱五分	九香虫十四只	

4剂

案 2

徐某某，女，32岁。

初诊：1959年6月11日。月事临近，左少腹急痛，时常脘痛吐水，苔薄白，脉来软滞。寒留气滞，肝胃不和，治以和运之法。

处方

吴茱萸三分	炒川连七分	柴胡八分	炒白芍一钱五分
小茴香一钱	炒当归二钱	川芎一钱五分	姜半夏二钱
炒细青皮一钱五分	广陈皮一钱五分	上官桂八分	酒炒川楝子二钱
炒延胡索二钱	制香附二钱	茺蔚子三钱	

6剂

二诊：脘痛已住，月事尚未临期，未见效果，脉象软滞。寒留气滞，肝胃不和，治以调运。

处方

小茴香一钱	炒当归三钱	柴胡八分	炒白芍一钱五分
淡吴茱萸七分	川芎二钱	制香附三钱	炒川楝子二钱

泽兰二钱	紫石英四钱	茺蔚子三钱	上官桂八分
炒延胡索二钱	炒细青皮一钱五分		

6剂

三诊：经行第3日，疼痛未作，苔薄白，脉来软滞。原方续进。

处方

小茴香一钱	炒当归三钱	柴胡八分	炒白芍一钱五分
淡吴茱萸七分	川芎二钱	制香附三钱	炒川楝子二钱
泽兰二钱	紫石英四钱	茺蔚子三钱	上官桂八分
炒延胡索二钱	炒细青皮一钱五分		

3剂

案3

朱某某，女，21岁。

初诊：1959年6月14日。月事临期，少腹急痛，食欲减退，苔薄腻，脉来沉滞。此原发性痛经，治以温和调运之法。

处方

紫丹参三钱	小茴香八分	炒当归三钱	柴胡八分
炒白芍一钱五分	怀牛膝三钱	制香附三钱	炒延胡索二钱
炒细青皮一钱五分	川芎一钱五分	桃仁霜三钱	淡吴茱萸六分
茺蔚子三钱	苏木二钱		

5剂

二诊：药后经行腹痛止，月经将净。原方续进，以观后效。

处方

紫丹参三钱	小茴香八分	炒当归三钱	柴胡八分
炒白芍一钱五分	怀牛膝三钱	制香附三钱	炒延胡索二钱
炒细青皮一钱五分	川芎一钱五分	桃仁霜三钱	淡吴茱萸六分
茺蔚子三钱	苏木二钱		

3剂

案4

张某某，女，26岁。

初诊：1959年6月27日。痛厥有年，每逢经行则发，疲劳亦发，事先胸闷善噫，头眩耳鸣。乃下虚上实之象，拟潜养。

处方

当归身二钱	炒白芍三钱	土炒白术二钱	明天麻一钱
青龙齿（杵）三钱	茯神木三钱	炒川楝子仁三钱	石决明四钱
佛手一钱五分	紫石英七钱	炙甘草一钱	牡蛎四钱

3剂

二诊：适值经行第2日，临期小腹稍有胀痛，牵及腰部，头眩耳鸣未作，脉象细软，当以调气活血为主。

处方

小茴香八分	炒当归三钱	柴胡六分	炒白芍一钱五分
怀牛膝三钱	制香附三钱	炒延胡索二钱	炒细青皮一钱五分

川芎一钱五分	紫石英七钱	桃仁霜二钱	杜红花一钱五分
茺蔚子三钱	九香虫十四只		

5剂

案5

谈某某，女，24岁。

初诊：1959年7月6日。月事愆期，临行少腹阵痛，腰部酸痛，苔薄腻，脉象沉细。寒留瘀阻，气滞为痛，治以温和调运之法。

处方

白全归三钱	柴胡八分	炒白芍一钱五分	怀牛膝三钱
川芎一钱五分	制香附三钱	炒延胡索二钱	炒细青皮一钱五分
醋炒五灵脂二钱	泽兰二钱	上官桂八分	九香虫十四只
茺蔚子三钱			

6剂

二诊：经行，月事虽调，腰腹作痛缓而未止，苔薄腻，脉象软滞。寒留气滞，治以温和调运。

处方

淡吴茱萸五分	白全归三钱	柴胡八分	炒白芍一钱五分
酒炒怀牛膝三钱	盐水炒绵杜仲三钱	川断肉三钱	制香附三钱
川芎一钱五分	炒延胡索二钱	炒细青皮一钱五分	九香虫十四只
茺蔚子三钱			

5剂

三诊：药后腹痛止，腰部酸痛渐除，苔薄腻，脉象沉细。再拟调运。

处方

白全归三钱	柴胡八分	炒白芍一钱五分	酒炒怀牛膝三钱
盐水炒绵杜仲三钱	川断肉三钱	制香附三钱	炒延胡索二钱
炒细青皮一钱五分	紫石英四钱	九香虫十四只	茺蔚子三钱

5剂

案 6

钱某某，女，24岁。

初诊：1959年7月10日。月事虽调，临行腰酸，少腹胀痛，脉来软滞。寒气交阻，治以温和之法。

处方

小茴香一钱	炒当归三钱	酒炒怀牛膝三钱	柴胡五分
炒白芍一钱五分	川芎一钱五分	炒延胡索三钱	制香附三钱
炒细青皮一钱五分	泽兰二钱	茺蔚子三钱	淡吴茱萸五分
九香虫十四只	紫丹参三钱		

6剂

案 7

吕某某，女，19岁。

初诊：1959年7月16日。月事不依常度，临行左腹酸痛，脉来弦细，寒留气滞，冲任失调，治以温和调运法。

处方

小茴香八分	炒当归三钱	柴胡八分	炒白芍一钱五分
淡吴茱萸五分	川芎一钱五分	制香附三钱	炒延胡索二钱
炒细青皮一钱五分	白蒺藜二钱	酒炒川楝子二钱	泽兰二钱
紫石英四钱	茺蔚子三钱	红花一钱五分	丝瓜络三寸

8剂

案8

张某某，女，20岁。

初诊：1959年7月18日。月事不依常度，临期少腹作胀，自觉头晕，脉来沉滞。寒留气滞，冲任失调，拟温运之法。

处方

小茴香八分	炒当归三钱	柴胡八分	炒白芍一钱五分
紫丹参三钱	川芎一钱五分	制香附三钱	炒延胡索二钱
炒细青皮一钱五分	白蒺藜二钱	酒炒川楝子二钱	台乌药一钱五分
茺蔚子三钱	紫石英四钱	月季花五分	

8剂

案9

汪某某，女，22岁。

初诊：1959年7月20日。月事限迟，临行少腹阵痛，随即呕吐食物及苦水，脉来沉滞。寒凝气滞，冲任失调，拟温化。

处方

吴茱萸三分　炒川连五分　柴胡八分　炒白芍一钱五分
白全归三钱　川芎一钱五分　姜半夏二钱　炒细青皮一钱五分
制香附三钱　紫石英四钱　酒炒川楝子二钱　炒延胡索二钱
上官桂五分　茺蔚子三钱
6剂

案 10

金某某，女，24岁。

初诊：1959年7月28日。月事临期，少腹胀痛，脉来软滞。寒留气滞，冲任失调，再拟温和调运之法。

处方

小茴香一钱　炒当归三钱　上官桂六分　炒白芍一钱五分
怀牛膝三钱　川芎一钱五分　制香附三钱　炒延胡索二钱
炒细青皮一钱五分　泽兰二钱　台乌药一钱五分　结子红花一钱五分
茺蔚子三钱　九香虫十四只
6剂

案 11

徐某某，女，22岁。

初诊：1959年7月28日。月事素迟，临行腰痛，近日陡然少腹胀痛，脉来沉滞。寒留气滞，肝脾失调，治以调运。

处方

酒炒川楝子二钱	炒延胡索二钱	小茴香一钱	炒当归三钱
上官桂五分	炒白芍一钱五分	川芎一钱五分	制香附三钱
炒细青皮一钱五分	九香虫十四只	怀牛膝三钱	台乌药一钱五分
川萆薢三钱	甘草梢一钱		

4剂

案12

徐某某，女，37岁。

初诊：1959年7月29日。恣啖瓜果，寒气客于下焦，以致脐下腹痛，经行更甚，脉急软滞，苔白。治以温运。

处方

小茴香一钱	炒当归三钱	上官桂五分	炒白芍一钱五分
制川朴一钱	川芎一钱五分	制香附三钱	炒延胡索二钱
青陈皮各一钱五分	淡吴茱萸五分	云苓三钱	茺蔚子三钱
炒枳壳二钱	酒炒九香虫十四只		

3剂

案13

许某某，女，23岁。

初诊：1959年8月9日。月事临期，先觉少腹急胀，大便滞溏，脉象深滞。寒湿阻气，肝脾失调，拟温运之法。

处方

小茴香一钱	炒当归三钱	柴胡八分	炒白芍一钱五分
枳壳一钱	炒白术二钱	川芎一钱五分	制香附三钱
细青皮一钱五分	广陈皮一钱五分	焦六曲三钱	台乌药一钱五分
炒川楝子二钱	炮姜五分	砂仁壳一钱五分	

6剂

案 14

沈某某，女，26岁。

初诊：1959年9月18日。小腹痛偏右，月经经月未净，脉象沉大。经行恣食瓜果，寒气客于下焦，治以温和调运之法。

处方

小茴香八分	炒当归三钱	上官桂五分	炒白芍一钱五分
淡吴茱萸五分	川芎一钱五分	制香附三钱	炒延胡索二钱
炒细青皮一钱五分	紫石英四钱	炒川楝子二钱	台乌药一钱五分
炒枳壳一钱五分	九香虫十四只		

4剂

案 15

沈某某，女，36岁。

初诊：1959年9月24日。经行劳力拼气，少腹左侧胀痛，脉象沉滞。瘀留阻气，不通则痛，方拟活血理气。

处方

小茴香八分	炒当归三钱	官桂四分	炒白芍一钱五分
怀牛膝三钱	川芎一钱五分	制香附三钱	炒延胡索二钱
细青皮一钱五分	泽佩兰各一钱五分	明乳香一钱五分	制没药一钱五分
炒桃霜二钱	茺蔚子三钱	九香虫十四只	

4剂

案16

李某某，女，20岁。

初诊：1959年10月10日。月事临期，小腹酸痛，脉象软滞。瘀留气滞，冲任失调，治以调运之法。

处方

紫丹参三钱	小茴香八分	炒当归三钱	柴胡八分
炒白芍一钱五分	川芎一钱五分	制香附三钱	炒延胡索二钱
炒细青皮一钱五分	泽兰二钱	茺蔚子三钱	桃仁霜二钱
怀牛膝三钱	九香虫十四只		

6剂

案17

陆某某，女，20岁。

初诊：1959年10月14日。月事不调，期前1日，少腹阵痛，腰间酸痛，脉象软滞。气滞瘀留，不通则痛，治以温和通运之法。

处方

小茴香八分　炒当归三钱　柴胡八分　炒白芍一钱五分
怀牛膝三钱　川芎一钱五分　制香附三钱　炒延胡索二钱
炒细青皮一钱五分　泽兰二钱　桃仁霜二钱　上官桂八分
益母草三钱　月季花五分
6剂

二诊：月事尚未及期，未卜效果，脉象软大而滞，月事参差，期前少腹阵痛。血气不调之故，拟再调运。

处方

紫丹参三钱　小茴香八分　炒当归三钱　柴胡八分
炒白芍一钱五分　川芎一钱五分　制香附三钱　炒延胡索二钱
茺蔚子三钱　泽兰二钱　紫石英四钱　炒细青皮一钱五分
月季花五分　九香虫十四只　川萆薢三钱
6剂

案 18

徐某某，女，21岁。

初诊：1959 年 10 月 14 日。月事参差，临期小腹阵痛，苔薄腻，脉弦。适值经行，拟温和调运之法。

处方

白全归三钱　柴胡六分　炒白芍一钱五分　怀牛膝三钱
川芎一钱五分　制香附三钱　炒延胡索二钱　炒细青皮一钱五分

泽兰二钱　桃仁霜二钱　上官桂八分　红花一钱五分
茺蔚子三钱
5剂

二诊：月事略迟，临期小腹稍有拘痛，绕及腰部，脉象软细。适值经行，当以调气活血为主。

处方

小茴香八分　炒当归三钱　柴胡六分　炒白芍一钱五分
淡吴茱萸五分　怀牛膝三钱　制香附三钱　炒延胡索二钱
炒细青皮一钱五分　川芎一钱五分　桃仁霜二钱　红花一钱五分
茺蔚子三钱　九香虫十四只
5剂

三诊：月事临期，小腹尚觉微微隐痛，脉象软大。今日适遇经水来潮，拟方调气以行血。

处方

全当归三钱　柴胡六分　炒白芍一钱五分　淡吴茱萸五分
川芎一钱五分　制香附三钱　炒延胡索二钱　炒细青皮一钱五分
泽兰二钱　炒桃仁二钱　月季花八分　茺蔚子三钱
九香虫十四只
5剂

案 19

严某，女，41岁。

初诊：1959 年 10 月 26 日。经行不畅，曾下小瘀块，小腹阵痛，尚有腹胀，脉象沉滞。冲任不调，拟方调理冲任。

处方

炒当归三钱	炒白芍一钱五分	紫丹参三钱	川芎一钱五分
制香附三钱	炒延胡索二钱	醋炒五灵脂三钱	怀牛膝三钱
桃仁泥二钱	台乌药一钱五分	炒枳壳一钱五分	茺蔚子三钱

3 剂

二诊：经后带下绵绵，小腹略胀，脉细。治以脾肾双补而善后。

处方

党参一钱五分	炒生地四钱	炒归身二钱	蛤粉炒阿胶三钱
煅牡蛎四钱	川断肉三钱	制香附三钱	炒白芍三钱
黑旱莲三钱	制女贞子三钱	炙甘草一钱	醋炒乌贼骨三钱
九香虫十四只			

5 剂

第五节　绝经前后诸证

女性在绝经前后出现的潮热盗汗、五心烦热、寐劣、月经紊乱等一系列症状，属中医“绝经前后诸证”范畴。韶舞先生认为患者年近七七，肾气渐衰，天癸渐竭，早期病机主要以肾阴虚为主，多脏受累，阴阳偏颇；后期可致阴阳两虚或阳虚。早期治疗以滋水清肝、调和阴阳为主。

案 1

曹某某，女，47岁。

初诊：1959 年 11 月 18 日。盗汗，五心烦热，寐劣难眠，口苦，腰酸，月事前后不一、量少，脉来软缓，舌红、苔薄。此阴虚内热，治拟清养。

处方

炒生地四钱	北沙参二钱	炙鳖甲三钱	炒白芍二钱
银柴胡一钱	青蒿梗二钱	知母二钱	池菊一钱
茯神三钱	炒杜仲三钱	炒川断三钱	炙甘草一钱
灯心草二束			

4 剂

第二章 妊娠病

妊娠疾病，常因先天禀赋不足，外受六淫侵袭，内受七情所扰，而致胎气不固，及兼有外感内伤诸病。治疗家传以安胎为要，兼治外疾，切记详察视诊，务辨虚实，养胎以十二经脉逐月养胎的特色以滋养，若遇外感内伤，常用海藏六合汤加减。常言『胎前一盆火、产后一盆冰』，故家传安胎之法常用凉血安胎。

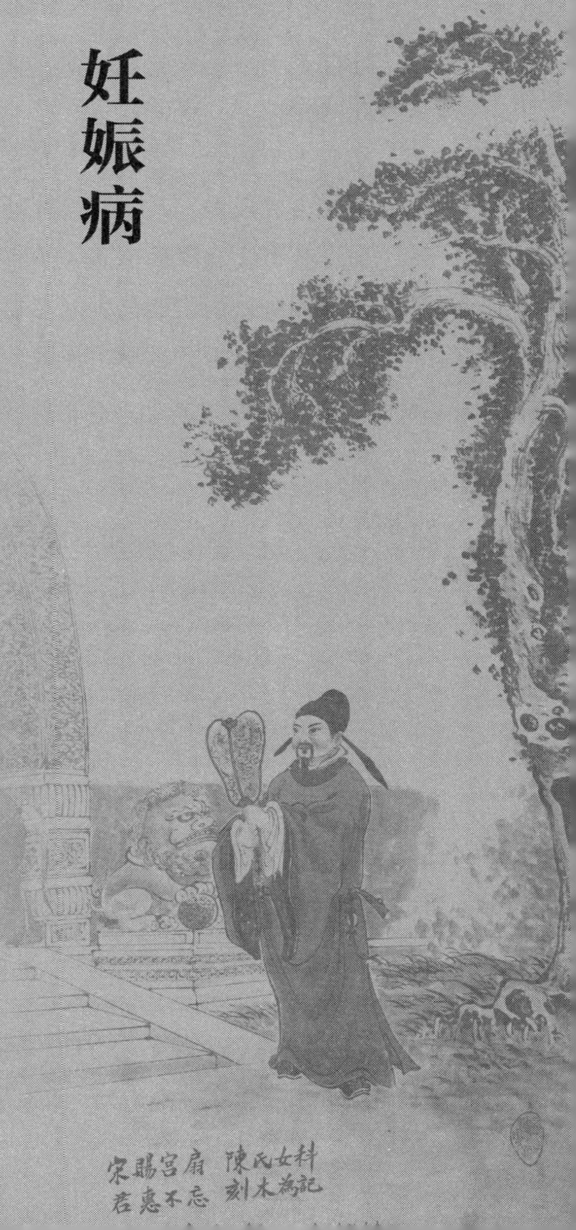

第一节　妊娠恶阻

妊娠恶阻是指在妊娠早期出现严重的恶心、呕吐、头晕、厌食，甚至食入则吐的症候。

韶舞先生认为，恶阻者，多因素体脾胃虚弱，受孕后阴血下聚养胎，肝血不足而失其所养，致使肝气挟冲气上逆犯胃，或脾虚痰湿中阻，冲气挟痰湿上逆，致胃失和降而呕恶，治宜清肝顺气降逆，或健脾化湿、和胃止呕安胎为主。同时认为阳明乃多气多血之经，传化之腑，与太阴湿土相表里，脾胃为气血生化之源，冲脉主血海，隶属阳明，阳明经脉受损，脾土虚弱，血源不足，可致胎气上逆，不能和降而致妊娠恶阻，应用桂枝汤调营卫、和阴阳，胃气得降则呕吐止。

案 1

叶某某，女，37 岁。

初诊：1959 年 4 月 17 日。经水逾期 20 日未行，中脘作胀，恶心呕吐，冷热无序，脉小滑数，舌苔薄白。此妊娠恶阻，胃失和降，治拟调胃和营。

处方

川连四分	炒佩兰一钱五分	桂枝四分	炒白芍一钱五分
酒炒黄芩二钱	紫苏梗二钱	仙半夏一钱五分	炒细青皮一钱五分
广陈皮一钱五分	炒枳壳一钱五分	云苓二钱	六神曲三钱
红枣四个	生姜二片		

4 剂

二诊：经停3个月，小腹急滞，腰痛，脘满，恶心呕吐，脉象软滑，舌苔薄白腻。此妊娠夹湿，胃气不和，治拟调运化湿之法。

处方

川连四分　佩兰一钱五分　桂枝三分　炒白芍一钱五分
酒炒黄芩一钱五分　紫苏梗二钱　制香附三钱　炒细青皮一钱五分
广陈皮一钱五分　桑寄生三钱　炒川楝子一钱五分　绵杜仲三钱
云苓三钱　红枣四个　生姜二片
4剂

案 2

汪某某，女，28岁。

初诊：1959年4月20日。经停两月，恶心呕吐，胃纳不舒，脉象软大带滑，舌苔薄白。此妊娠恶阻，胎气上扰，胃气上逆，治以和降之法。

处方

姜汁炒川连五分　桂枝四分　炒白芍一钱五分　酒炒黄芩二钱
紫苏梗二钱　仙半夏一钱五分　炒细青皮一钱五分　广陈皮一钱五分
桑寄生三钱　云苓三钱　大豆卷三钱　白豆蔻八分
红枣六个　生姜二片
5剂

案 3

陈某某，女，32岁。

初诊：1959年4月21日。经停两月，胃钝脘泛，恶心呕吐，头晕，形寒乍热，脉来细滑，舌苔薄白。此胃气不和，先以清运。

处方

川连四分　炒佩兰一钱五分　桂枝四分　炒白芍一钱五分
姜汁炒黄芩一钱五分　带叶紫苏梗三钱　仙半夏一钱五分　炒细青皮一钱五分
广陈皮一钱五分　秦艽一钱五分　云苓三钱　六神曲三钱
红枣四个　生姜二片
3 剂

二诊：冷热无序，胃钝口苦，恶心呕吐，经停两月，脉小滑，舌苔薄白。此妊娠恶阻，治以调运。

处方

带叶紫苏梗三钱　桂枝五分　炒白芍一钱五分　酒炒黄芩一钱五分
防风一钱五分　淡豆豉三钱　黑山栀三钱　葱白三支
青陈皮各一钱五分　秦艽一钱五分　桑寄生三钱　炒枳壳一钱五分
六神曲三钱　红枣四个　生姜二片
3 剂

三诊：呕吐渐缓，冷热未止，胃钝便溏，脉象缓滑。再以调和营卫，和胃助运。

处方

枳壳一钱　白术二钱　桂枝四分　白芍一钱五分
酒炒黄芩一钱五分　紫苏梗二钱　水炙柴胡一钱　陈青蒿二钱
秦艽一钱五分　池菊一钱五分　云苓三钱　广陈皮一钱五分
焦谷芽三钱　红枣四个　生姜二片
5 剂

四诊：便溏虽止，胃纳未增，形寒头痛，脉象软滑。半有胎气不和，半有外感客邪，再拟和运。

处方

川连四分	炒佩兰一钱五分	桂枝四分	炒白芍一钱五分
酒炒黄芩一钱五分	带叶紫苏梗二钱	水炙柴胡一钱	陈青蒿二钱
秦艽一钱五分	池菊二钱	仙半夏一钱五分	广陈皮一钱五分
冬桑叶三钱	红枣四个	生姜二片	

3剂

案4

沈某某，女，33岁。

初诊：1959年4月25日。经停2个月，中脘滞痛，恶心呕吐，按脉小滑，舌苔薄白。身有病而无邪脉，属怀子之兆，拟调和肝胃。

处方

川连四分	炒佩兰一钱五分	桂枝四分	炒白芍一钱五分
姜汁炒黄芩一钱五分	紫苏梗二钱	制香附三钱	炒细青皮一钱五分
广陈皮一钱五分	砂仁壳一钱	六神曲三钱	大豆卷三钱
炒枳壳一钱五分	红枣四个	生姜二片	

4剂

案 5

杨某某，女，26岁。

初诊：1959年4月26日。经停3个月，疲倦头晕，脘泛恶心，食欲减半，腰酸，妊娠恶阻，脉象细滑，舌苔薄白。曾经几次流产，先作未雨绸缪之计，养血补肾、和胃安胎。

处方

蛤粉炒阿胶三钱　蕲艾炭一钱五分　炒生地四钱　炒归身二钱
盐水炒绵杜仲三钱　川断肉三钱　桑寄生三钱　炒白芍一钱五分
香附三钱　广陈皮一钱五分　炙甘草八分　砂仁壳一钱
苎麻丝1束
6剂

案 6

叶某某，女，37岁。

初诊：1959年4月28日。经停2个月，脘泛胃钝，形寒乍热，脉软大滑，舌苔薄白。此妊娠恶阻，营卫不和，胃气上逆，治拟和运。

处方

川连四分　佩兰一钱　桂枝四分　白芍一钱五分
姜汁炒黄芩一钱五分　带叶紫苏梗二钱　仙半夏一钱五分　炒细青皮一钱五分
大豆卷三钱　秦艽一钱五分　六神曲三钱　云苓三钱
广陈皮一钱五分　代代花四分
6剂

案 7

陈某某，女，21岁。

初诊：1959 年 5 月 1 日。经停两月余，呕吐拒纳，按脉小滑，舌苔薄白。此妊娠恶阻，胃失和降，治拟和降之法。

处方

盐水炒川连八分	桂枝四分	炒白芍一钱五分	姜汁炒黄芩二钱
紫苏梗二钱	仙半夏一钱五分	细青皮一钱五分	桑寄生三钱
乌梅肉一钱	云苓三钱	黑山栀三钱	红枣四个
生姜二片	代代花四分	姜汁炒竹茹三钱	

2 剂

案 8

俞某某，女，24岁。

初诊：1959 年 5 月 10 日。经停两月，脉夹和缓，食欲不振，饱满泛噫。古名病儿，为妊娠恶阻，治拟和运之法。

处方

川连四分	炒佩兰一钱五分	酒炒黄芩二钱	桂枝四分
炒白芍一钱五分	紫苏梗二钱	仙半夏一钱五分	醋炒细青皮一钱五分
广陈皮一钱五分	桑寄生三钱	云苓三钱	大豆卷三钱
炒谷芽三钱	红枣六个	生姜二片	

6 剂

案 9

王某某，女，32岁。

初诊：1959年5月10日。经停3个月，妊娠恶阻，时常干呕，或吐痰涎，脉小带滑。肝升太过，胃降不及，治拟和降之法。

处方

吴茱萸两分	炒川连一钱五分	酒炒当归三钱	柴胡八分
炒白芍一钱五分	紫苏梗二钱	仙半夏一钱五分	醋炒细青皮一钱五分
广陈皮一钱五分	川桂枝五分	云苓三钱	姜汁炒黄芩二钱
淮小麦六钱	清炙甘草一钱	红枣六个	生姜三片

6剂

案 10

葛某某，女，28岁。

初诊：1959年5月23日。经停40日，脘泛形寒，恶心呕吐，胃纳不馨，腰痛，乳房作胀，脉来小而滑。此妊娠恶阻，营卫不和，胃气不调，治以调运之法。

处方

盐水炒川连五分	桂枝三分	炒白芍一钱五分	酒炒黄芩二钱
带叶紫苏梗三钱	仙半夏一钱五分	醋炒细青皮一钱五分	广陈皮一钱五分
桑寄生三钱	云苓三钱	清水豆卷三钱	白豆蔻一钱
红枣四个	生姜二片		

6剂

案 11

周某某，女，24岁。

初诊：1959 年 5 月 28 日。经停两月余，脉滑而流利，胃纳不馨，纳后恶心泛噫。属胃气上逆，拟方和胃理气。

处方

炒黄连五分	佩兰一钱五分	紫苏梗二钱	姜汁炒黄芩一钱五分
炒白芍一钱五分	仙半夏一钱五分	炒细青皮一钱五分	广陈皮一钱五分
桑寄生三钱	云苓三钱	大豆卷三钱	炒谷芽三钱
代代花五分	鲜竹茹三钱	生姜二片	

5 剂

案 12

张某某，女，36岁。

初诊：1959 年 5 月 30 日。经停 3 个月，脉来缓滑，类似怀吉之兆，其纳后饱胀，恶心泛噫，形寒乍热。此属妊娠恶阻，胃气不和，营卫不调，拟方和运之法。

处方

炒川连四分	炒佩兰一钱五分	桂枝四分	炒白芍一钱五分
姜汁炒黄芩一钱五分	带叶紫苏梗二钱	仙半夏一钱五分	炒细青皮一钱五分
广陈皮一钱五分	桑寄生三钱	云苓三钱	大豆卷三钱
炒谷芽三钱	冬桑叶三钱	生姜二片	红枣四个

6 剂

案 13

林某某，女，21岁。

初诊：1959年6月21日。经停两月余，脉象软滑，胃纳减少，恶心泛噫，腹痛便溏。此妊娠恶阻，脾胃失运，治以和运之法。

处方

川连四分	佩兰一钱五分	土炒白术二钱	酒炒黄芩一钱五分
炒白芍二钱	仙半夏一钱五分	炒细青皮一钱五分	广陈皮一钱五分
砂仁壳一钱	云苓三钱	大豆卷三钱	制香附三钱
紫苏梗二钱	生姜二片		

3剂

案 14

张某某，女，39岁。

初诊：1959年7月5日。胃钝饱胀，恶心泛噫，腹鸣便溏，脉来软滑数，舌苔薄白。此妊娠夹湿，胃气不和，拟和胃化湿。

处方

藿香梗一钱五分	炒枳壳一钱	炒白术二钱	炒怀山药三钱
炒白芍二钱	煨木香一钱五分	炒细青皮一钱五分	广陈皮一钱五分
煨葛根一钱五分	焦六曲三钱	大豆卷三钱	炒谷芽三钱
砂仁壳一钱			

2剂

案 15

谢某某，女，38岁。

初诊：1959 年 7 月 8 日。经停两月余，胸闷脘泛，恶心呕吐，头晕腰酸，古曰病儿，脉象小滑，舌苔薄白。妊娠恶阻，治以和降。

处方

姜汁炒川连五分	酒炒黄芩二钱	炒白芍二钱	煅石决明五钱
仙半夏一钱五分	广陈皮一钱五分	桑寄生三钱	池菊一钱五分
云苓三钱	大豆卷三钱	紫苏梗二钱	佛手二钱
生姜二片			

3 剂

案 16

蔡某某，女，33岁。

初诊：1959 年 7 月 8 日。经停两月余，脉象缓滑，舌苔薄白，脘泛恶心，大便溏烂。属中焦湿阻，拟方和胃化浊降逆。

处方

川连四分	炒佩兰一钱五分	桂枝四分	炒白芍一钱五分
土炒白术二钱	紫苏梗二钱	仙半夏一钱五分	炒细青皮一钱五分
广陈皮一钱五分	桑寄生三钱	云苓三钱	焦六曲三钱
大豆卷三钱	春砂仁壳一钱五分	红枣六个	生姜二片

3 剂

案 17

杨某某，女，32岁。

初诊：1959年7月14日。经停两月余，脉小而滑，舌苔薄白，脘泛恶心，呕吐酸水。此妊娠恶阻，胃气上逆，方拟和胃降逆安胎之法。

处方

姜汁炒川连五分	制川朴一钱	炒白芍一钱五分	生白术二钱
仙半夏二钱	广陈皮一钱五分	炒细青皮一钱五分	紫苏梗二钱
云苓三钱	六神曲三钱	淡吴茱萸五分	佛手一钱五分
姜汁炒黄芩一钱五分	生姜二片		

4剂

案 18

胡某某，女，24岁。

初诊：1959年7月27日。气闷胃热，恶心泛噫，腹痛，便溏，脉象软大滑，舌苔薄白。妊娠恶阻，夹湿，肝胃不和，治以和降。

处方

土炒白术二钱	炒黄芩一钱五分	炒白芍一钱五分	紫苏梗二钱
煨木香一钱五分	炒细青皮一钱五分	广陈皮一钱五分	炒白扁豆三钱
焦六曲三钱	佛手一钱五分	炒枳壳一钱五分	砂仁一钱

6剂

案 19

李某某，女，24岁。

初诊：1959 年 8 月 8 日。经停 3 个月，脉来软大滑，舌苔薄白，胃纳不舒，恶心脘泛。此属妊娠恶阻，为胎气上扰，胃气上逆，治拟和运安胎之法。

处方

吴茱萸二分	炒黄连六分	桂枝一钱	炒白芍一钱五分
姜汁炒黄芩一钱	紫苏梗二钱	仙半夏一钱五分	炒细青皮一钱五分
广陈皮一钱五分	云苓三钱	大豆卷三钱	桑寄生三钱
生姜二片	红枣四个		

3 剂

案 20

郭某某，女，25岁。

初诊：1959 年 8 月 9 日。妊娠 5 个月。脾胃运化不良，纳谷饱胀，恶心泛噫，腹鸣便溏，脉象软滑，舌苔薄白。拟健脾和胃。

处方

制川朴一钱	枳壳一钱	炒白术二钱	白扁豆炭三钱
炒白芍二钱五分	煨木香二钱	广陈皮一钱五分	炒细青皮一钱五分
大豆卷三钱	焦六曲三钱	午时茶二钱	炒谷芽三钱
砂仁壳一钱五分			

6 剂

二诊：上方健脾和胃，药后见效，便溏渐实，脘胀得舒，唯带下未除，口苦舌干，脉象软滑。治以上章加减。

处方

枳壳一钱	炒白术二钱	炒怀山药三钱	炒白芍二钱五分
紫苏梗二钱	广木香一钱五分	广陈皮一钱五分	炒黄芩二钱五分
桑寄生三钱	炒大豆卷三钱	焦六曲三钱	炒谷芽三钱
砂仁壳一钱			

6剂

案 21

王某某，女，19岁。

初诊：1959 年 9 月 1 日。经停两月，胃脘不适，偶有反胃，恶心呕吐，伴胃痛，脉象软滑，舌苔薄白。此妊娠恶阻，拟方运气和胃。

处方

姜汁炒川连五分	紫苏梗二钱	酒炒黄芩二钱	炒白芍二钱
仙半夏二钱	炒细青皮一钱五分	广陈皮一钱五分	云苓三钱
大豆卷三钱	姜汁炒黑山栀三钱	代代花三分	炒竹茹三钱
生姜三片			

4剂

案 22

沈某某，女，23岁。

初诊：1959 年 9 月 28 日。经停 4 月余，脉象缓滑，舌苔薄白，胃钝呕吐，头晕鼻衄。胎火上冲，湿热内蒸，治拟清降之法。

处方

盐水炒黄连八分	炒黄芩三钱	炒白芍二钱	煅石决明五钱
银柴胡一钱	青蒿梗二钱	焦山栀三钱	池菊二钱
仙鹤草三钱	仙半夏一钱五分	云苓三钱	

5剂

案 23

史某某，女，25岁。

初诊：1959年10月23日。午后形寒，脘满胃钝，恶心呕吐，脉象弦滑，舌苔白而黏腻。此中焦湿阻，又见妊娠恶阻，方拟和运。

处方

川连三分	炒佩兰一钱五分	桂枝四分	炒白芍一钱五分
酒炒黄芩一钱五分	紫苏梗二钱	大豆卷三钱	苍白术各三钱
广陈皮一钱五分	秦艽一钱五分	六神曲三钱	青蒿二钱
云苓三钱	生姜二片		

3剂

案 24

葛某某，女，28岁。

初诊：1959年11月9日。经停两月余，脉象弦滑数，舌苔微黄，龈浮牙宣，恶心泛噫。属胎火循阳明经上扰，治以清降之法。

处方

大生地四钱	炒白芍二钱	原金斛三钱	炒黄芩一钱五分
生牡蛎(杵)四钱	炒丹皮一钱五分	黑山栀三钱	生甘草一钱
知母二钱	炒川柏一钱五分	白薇二钱	炒侧柏三钱

6剂

案25

曹某某，女，35岁。

初诊：1959年11月13日。经停两月，脉象细滑带数，舌苔白腻，胃钝脘泛，微有形寒。此妊娠夹湿，肝胃不和，治拟和运之法。

处方

川连四分	炒佩兰一钱五分	桂枝三分	炒白芍一钱五分
姜汁炒黄芩二钱	紫苏梗二钱	仙半夏一钱五分	炒细青皮一钱五分
广陈皮一钱五分	桑寄生三钱	云苓三钱	大豆卷三钱
生谷芽三钱	白蔻壳一钱	红枣六个	生姜三片

3剂

二诊：形寒缓而未除，脘泛胃钝，脉象细滑，舌苔微黄薄腻。属妊娠恶阻，胃失和降，上方加减。

处方

川连四分	炒佩兰一钱五分	桂枝四分	炒白芍一钱五分
姜汁炒黄芩一钱五分	紫苏梗二钱	绵杜仲三钱	炒川断三钱
桑寄生三钱	炒枳壳一钱五分	云苓三钱	广陈皮一钱五分

六神曲二钱	仙半夏二钱	红枣六个	生姜三片

5剂

案 26

沈某某，女，36岁。

初诊：1959年12月12日。经停3月余，脉小带滑，舌苔薄白，口淡胃钝，恶心泛噫，形寒乍热。此妊娠恶阻，此营卫不和、胃气失调，治拟和营卫，调胃气。

处方

吴茱萸汁炒川连五分	桂枝五分	炒白芍一钱五分	姜汁炒黄芩一钱五分
紫苏梗二钱	仙半夏一钱五分	炒细青皮一钱五分	广陈皮一钱五分
六神曲三钱	炒枳壳二钱	炒谷芽三钱	云苓三钱
白蔻壳一钱	红枣四个	生姜二片	

6剂

第二节　胎漏、胎动不安

胎漏、胎动不安是以妊娠期腰酸腹痛、下坠，阴道少量出血为主症的临床常见病。妊娠后阴道不时下血，量少而无腹痛者称为“胎漏”；如胎动下坠，腰酸腹痛，少量下血者，则为“胎动不安”。

韶舞先生认为，其病机均为患者气血虚弱，脾肾不足至胎元不固，且孕后气血下聚胞宫，阴虚而致胎火上炎，热扰胎元，或致胎动不安，或致胎漏不止。治拟养血补脾肾使胎固，凉血清胎火以宁胎。

案 1

马某某，女，35岁。

初诊：1959 年 4 月 24 日。经停 3 个月，陡然腹痛，腰酸，旋即见红，脉细软滑，舌苔薄白。先兆流产，胎漏，拟调养。

处方

蛤粉炒阿胶三钱	煅牡蛎四两	炙甘草八分	炒细生地四两
川断三钱	川芎一钱五分	当归身一钱	制香附三钱
桑寄生三钱	炒白芍三钱	蕲艾炭一钱五分	侧柏炭一钱五分

3 剂

案 2

戴某某，女，41岁。

初诊：1959 年 5 月 3 日。妊娠两月余，漏血，尚觉腰酸、小腹下坠，脉象软大，舌苔薄白。拟和养升清之法。

处方

蛤粉炒阿胶三钱	炒细生地四钱	炒归身二钱	炙升麻一钱
煅牡蛎四钱	川断肉三钱	柴胡六分	蕲艾炭一钱五分
炒白芍二钱	广陈皮一钱五分	炙甘草八分	炒谷芽三钱
醋炒乌贼骨三钱			

6 剂

案 3

沈某某，女，23岁。

初诊：1959年10月7日。经停5月余，脉象缓滑，舌苔薄白，腰酸见红，胃钝纳减，日哺冷热。先拟调和营卫。

处方

酒当归三钱	桂枝四分	炒白芍二钱	酒黄芩二钱
老苏梗二钱	盐水炒绵杜仲三钱	川断肉三钱	秦艽一钱五分
桑寄生三钱	大豆卷二钱	广陈皮一钱五分	陈青蒿三钱
侧柏炭三钱			

3剂

二诊：冷热已除，流血未止，腰痛如坠，脉象软滑，舌边尖绛。阴虚营热，恐有早产之虑。

处方

蛤粉炒阿胶三钱	炒细生地四钱	酒黄芩一钱五分	炒白芍一钱五分
盐水炒绵杜仲三钱	川断肉三钱	桑寄生三钱	炒归身二钱
炙甘草一钱	炒谷芽三钱	蕲艾炭一钱五分	侧柏炭二钱

6剂

案 4

戴某某，女，32岁。

初诊：1959年10月19日。停经3个月，中脘饱胀不舒，由中焦疾患而累及下焦，由气分痛苦而波及于血分所致妊娠漏红。脉滑大，苔白腻，积湿未化，气血未调，用药殊难。

处方

炒归身二钱	炒白芍二钱	炒黄芩一钱五分	紫苏梗二钱
制香附三钱	炒细青皮一钱五分	广陈皮一钱五分	阿胶珠三钱
云白苓三钱	大豆卷三钱	蕲艾炭一钱五分	侧柏炭三钱

2剂

第三节　滑　胎

“滑胎”亦称“数堕胎”“屡孕屡堕”，也为现代医学的复发性流产。

韶舞先生认为“滑胎”以脾肾两虚为主，肾气足则胎元固，而无滑漏之虞；脾气旺则气血生化有源，气能载胎，血能养胎，可以固摄胎元；肝血旺盛，才能滋养胎元。强调治“滑胎”要分两步行，一是未孕先防，孕前补脾肾固根本，兼以调肝；二是既孕防病、已病早治，以益气养血、固肾为本固其根蒂；且孕后治病与安胎并举，标本兼治使母安胎固，

孕后气血下聚胞宫，阴虚而致胎火上炎，热扰胎元，胎动不安，热伤血络，致胎漏不止。治以清热凉血安胎。

案 1

李某某，女，35岁。

初诊：1959 年 7 月 11 日。前冬曾经流产，经停 70 日，腰痛腹痛便溏，脉沉小滑数，舌苔薄白。病关脾肾两虚，宜健脾补肾安胎。

处方

土炒白术三钱	怀山药三钱	炒当归二钱	炒白芍二钱
盐水炒绵杜仲三钱	川断肉三钱	桑寄生三钱	紫苏梗三钱
云苓三钱	广陈皮一钱五分	炙甘草六分	砂仁壳一钱

6剂

案 2

孙某某，女，21岁。

初诊：1959年7月11日。曾经2次流产，近孕3个月，脉大滑数，舌苔薄白。照此脉象，恐再踏前辙，不得不作未雨绸缪之计，拟健脾补肾、凉血安胎。

处方

白归身二钱	炒白芍二钱	蛤粉炒阿胶三钱	紫苏梗二钱
土炒白术二钱	酒炒黄芩一钱五分	蕲艾炭一钱五分	炒细生地四钱
川断肉三钱	炙甘草八分	桑寄生三钱	侧柏炭一钱五分

3剂

案 3

朱某某，女，34岁。

初诊：1959年8月9日。客冬曾经流产，先下羊水，继即见红而胎坠。近孕3个月，脉象软滑，舌苔薄白，中脘作痛。深虑再踏前辙，宜作未雨绸缪之计，先拟健脾补肾安胎，兼以调和胃气。

处方

制川朴一钱	紫苏梗二钱	淡吴茱萸五分	广郁金一钱五分
制香附三钱	炒细青皮一钱五分	广陈皮一钱五分	酒浸干薤白二钱
六神曲三钱	瓜蒌皮三钱	炒枳壳一钱五分	砂仁壳一钱
生姜三片			

3剂

二诊：药后脘痛已止，再拟健脾补肾、凉血安胎。

处方

蛤粉炒阿胶三钱	蕲艾炭一钱	炒归身二钱	炒黄芩二钱
炒白术二钱	盐水炒绵杜仲三钱	怀山药三钱	炒白芍二钱
老南瓜蒂一个	川断肉三钱	炙甘草一钱	炒细生地四钱
砂仁壳一钱五分			

6剂

案4

杜某某，女，23岁。

初诊：1959年9月13日。客冬曾经流产，近孕3个月，脉象缓滑，舌苔薄白。深虑再踏前辙，不得不作未雨绸缪之计，拟胶艾四物汤加减，养血补肾安胎。

处方

蛤粉炒阿胶三钱	蕲艾炭一钱五分	炒细生地四钱	炒归身二钱
盐水炒绵杜仲三钱	川断肉三钱	桑寄生三钱	炒白芍一钱五分

广陈皮一钱五分	川芎一钱五分	炙甘草一钱	砂仁壳一钱
7剂			

二诊：去冬曾经流产，此次妊娠3月余，深虑再踏前辙，不得不为曲突徙薪之计。拟胶艾四物汤主之。

处方

炒生地四钱	蛤粉炒阿胶三钱	炒黄芩一钱五分	炒归身二钱
盐水炒绵杜仲二钱	川断肉三钱	制香附三钱	炒白芍二钱
炒白术三钱	炙甘草一钱	蕲艾炭一钱五分	砂仁壳一钱
7剂			

第四节　妊娠腹痛

妊娠腹痛，常由于外受六淫，而致气血运行不畅所致。与胎动不安引起的腹痛不同。孕后血聚养胎，以致阴血亏虚，血虚木郁乘土，气血不通，不通则痛；有妊娠寒湿中阻，气机不畅者；有脾不健运，营血不足，湿热内停者，治以养血通络止痛，佐以调气安胎。有属妊娠营血亏虚不能濡养筋脉，发为腰酸腹痛者，治以养血舒筋、健脾利湿，兼固肾安胎。但腹痛治疗不宜过于辛温香燥等行血耗气之药，以免损伤胎元。

案 1

沈某某，女，24岁。

初诊：1959年6月15日。经停百日，小腹急滞，阴痒，白带，脉滑而大，舌苔黄腻。此为妊娠兼湿邪内蕴，治拟养血安胎、清化湿热。

处方

白归身二钱	炒川连五分	炒佩兰一钱五分	紫苏梗二钱
炒黄芩二钱	炒白芍二钱	炒川柏一钱五分	广陈皮一钱五分
甘草梢八分	桑寄生三钱	赤苓三钱	川萆薢三钱
大豆卷三钱	炒枳壳一钱五分		

3剂

案 2

顾某某，女，23岁。

初诊：1959年9月21日。妊娠5个月，胃纳不馨，腹痛后重，大便溏泄，脉滑带数，舌苔白腻。妊娠食积，湿热中阻，脾失健运，治以清运之法。

处方

川连四分	炒佩兰一钱五分	桂枝四分	炒白芍一钱五分
酒炒黄芩一钱五分	带叶紫苏梗三钱	煨葛根一钱五分	煨木香一钱五分
炒槟榔二钱	秦艽一钱五分	炒枳壳二钱	焦六曲三钱
青陈皮各一钱五分	红枣六个	生姜三片	

4剂

案 3

张某某，女，34岁。

初诊：1959 年 10 月 27 日。妊娠 3 个月，漏红已止，左小腹酸痛未住，甚极引及腰腿，脉象软滑，舌苔薄白。诚防有异，先以养血理气，以观后效。

处方

炒当归三钱	柴胡八分	炒白芍一钱五分	酒炒细青皮一钱五分
川芎一钱五分	制香附三钱	广陈皮一钱五分	炒枳壳一钱五分
炙甘草一钱五分	丝瓜络三寸	盐杜仲三钱	桑寄生三钱

6 剂

案 4

陆某某，女，24岁。

初诊：1959 年 12 月 4 日。妊娠 8 个月，时觉腰部酸痛，今晨突然脐腹绞痛，脉滑，舌苔薄白。治以调养。

处方

白归身二钱	炒白芍一钱五分	土炒白术二钱	紫苏梗二钱
盐水炒绵杜仲三钱	川断肉三钱	制香附三钱	桑寄生三钱
枳壳一钱五分	广陈皮一钱五分	炒青皮一钱五分	砂仁壳一钱

4 剂

第五节　妊娠外感

妊娠外感即妊娠期间出现外感症状。妊娠阴血聚于胞宫以养胎，则气血易虚，肌表卫外不固，感受外邪犯肺，肺气失宣则易致感冒诸症。因孕妇阴虚阳盛，感邪易从化热而致发热。宜在疏风解表之中，稍佐黄芩等清热之品。而外邪犯肺，肺气不宣，治疗拟宣肺解表，切忌发散太过，对妊娠外感，功而不峻，缓缓图之，中病即止，慎之又慎。

妊娠外感属外邪束肺，肺失宣肃，痰热蕴结。治疗宜治病与安胎并举，拟轻清疏达、疏解表邪、宣肺化痰、清热安胎，需中病即止。勿忘妊娠疾病安胎贯穿始终。

案 1

钱某某，女，19岁。

初诊：1959 年 6 月 29 日。停经 3 个月，近日冷热无序，头痛胃钝，脉来软缓，舌苔薄白。妊娠夹感，营卫不和，治以宣解。

处方

带叶紫苏梗三钱	桂枝五分	炒白芍一钱五分	黄芩一钱
池菊二钱	黑豉栀各三钱	青蒿三钱	秦艽一钱五分
防风一钱五分	广陈皮一钱五分	葱白头三钱	制香附三钱
冬桑叶三钱	红枣四个	生姜二片	

3 剂

案 2

沈某某，女，21岁。

初诊：1959 年 9 月 28 日。停经 5 个月，咳呛形寒，晡热出汗，脉象小滑，舌苔白滑夹赤。妊娠夹感，肺气失宣，先拟宣肺祛感、顺气化痰。

处方

前胡一钱五分　白杏仁（去皮尖）三钱　炒黄芩一钱五分　紫苏梗三钱
淡豆豉三钱　鲜葱白三支　连翘壳三钱　橘红一钱五分
云苓三钱　桔梗一钱　生甘草一钱　鲜竹茹三钱
生姜三片

3 剂

案 3

曹某某，女，25岁。

初诊：1959 年 10 月 7 日。经停 3 个月，昨夜陡然见红，近日已止，形寒乍热，脉浮数，舌苔白。妊娠夹感，调治非易。

处方

炒细生地四钱　炒白芍二钱　酒黄芩二钱　带叶紫苏梗三钱
淡豆豉三钱　鲜葱白三支　陈青蒿三钱　黑山栀三钱
炒归身二钱　川断肉三钱　广陈皮一钱五分　炙甘草一钱
侧柏炭三钱

3 剂

案 4

赵某某，女，22岁。

初诊：1959 年 10 月 16 日。停经 6 个月，咳呛痰滞，右胸中引痛，脉象软滑，舌苔薄白。凉燥外束，肺胃不和，妊娠夹感，须防动胎。

处方

牛蒡子三钱	白杏仁（去皮尖）三钱	前胡一钱五分	紫苏梗二钱
橘络红各一钱五分	旋覆花三钱	象贝三钱	丝瓜络三钱
桔梗八分	生甘草八分	瓜蒌皮三钱	姜竹茹三钱

2 剂

案 5

曹某某，女，41岁。

初诊：1959 年 10 月 17 日。经停 3 个月，脉象软滑，舌苔薄白。劳倦夹感，形寒乍热，营卫失调，暂拟和营解表之法。

处方

带叶紫苏梗三钱	桂枝四分	炒白芍一钱五分	酒炒黄芩一钱五分
池菊二钱	豆豉卷各三钱	陈青蒿三钱	秦艽一钱五分
冬桑叶三钱	云苓三钱	广陈皮一钱五分	炒谷芽三钱
鲜葱白三支	生姜三片		

3 剂

二诊：形寒告缓，胃气未苏，脘痛便溏，脉象弦滑，经停 3 个月。似非经阻，总属伏邪未化，治以上章加减。

处方

枳壳一钱	炒白术二钱	桂枝四分	炒白芍二钱
酒炒黄芩一钱五分	紫苏梗二钱	大豆卷三钱	陈青蒿三钱
秦艽一钱五分	桑寄生三钱	云苓三钱	广陈皮一钱五分
焦六曲三钱	砂仁壳一钱		

4剂

案6

花某某，女，21岁。

初诊：1959年10月17日。伏邪秋感，热势枭张，发热恶寒，间日而发，寒时颤栗，热则面红身热，汗出身凉，脉象滑数，舌苔薄白。妊娠夹感，治以清解。

处方

带叶紫苏梗三钱	桂枝四分	炒白芍一钱五分	酒炒黄芩一钱五分
池菊一钱五分	软柴胡八分	陈青蒿三钱	秦艽一钱五分
大豆卷三钱	青陈皮各一钱五分	云苓三钱	炙甘草八分
红枣六个	生姜三片		

3剂

案7

陈某某，女，31岁。

初诊：1959年10月26日。妊娠五六月。冷热无序两旬以兹，近数日来，咽痒呛咳，脉象滑数，舌苔薄白。伏邪秋感，肺卫不和，兼有妊娠恶阻，拟清热宣肺。

处方

粉沙参三钱	前胡一钱五分	炒黄芩二钱	紫苏叶三钱
紫苏梗三钱	杏仁（去皮尖）三钱	款冬花三钱	瓜蒌皮三钱
盐水炒知母二钱	青蒿三钱	桔梗一钱五分	生甘草一钱
柿霜二钱			

3剂

二诊：昨宵复有寒战发热，汗多，咽痒干咳，脉象滑数，舌苔薄黄腻。秋感引动伏邪，肺卫不和，妊娠五六月，深虑因此而动胎气。

处方

粉沙参三钱	紫苏叶一钱五分	紫苏梗一钱五分	炒黄芩三钱
炙桂枝五分	炒白芍一钱五分	白杏仁（去皮尖）三钱	炙紫菀三钱
盐水炒橘红三钱	瓜蒌皮三钱	陈青蒿三钱	黑山栀三钱
生甘草一钱五分	黛蛤散四钱	红枣三个	生姜三片

3剂

三诊：形寒咳呛均减，发热汗多，口淡而苦，脉象滑数，舌苔微黄而腻。中焦湿热未清，上蒸皮毛而汗多，扰及肺金则咳嗽，妊娠6个月，深虑扰动胎元。

处方

原金斛三钱	炒黄芩三钱	粉沙参三钱	炒白芍二钱
银柴胡一钱五分	青蒿梗三钱	地骨皮三钱	炒知母三钱
炙桑皮三钱	炙紫菀二钱	生甘草一钱五分	牡蛎八钱

黛蛤散四钱
4 剂

第六节　子　嗽

妊娠期间咳嗽不愈，称为子嗽。妊娠后孕妇本阴血不足，阴虚火旺，此时外感风邪、肺失宣肃，久咳灼伤肺津，使肺失濡润发为子嗽。且久咳伤阴，易引动胎火，胎火上扰，引动肺火，肺失宣肃，咳嗽延绵不止，且有动胎之虑。治拟清热养阴、止咳化痰，佐以安胎。

案 1

朱某某，女，24岁。

初诊：1959 年 6 月 7 日。妊娠 4 个月，反复咳喘数月，气急而喘，喉声如锯，脉象弦滑数，舌苔薄白。妊娠夹感，肺气失宣，治拟轻宣。

处方

前胡二钱　白杏仁（去皮尖）三钱　清炙麻黄二钱　生甘草一钱
旋覆花（包）二钱　橘红一钱五分　紫苏子一钱五分　紫苏梗一钱五分
佛耳草三钱　款冬花二钱　竹沥半夏一钱五分　云苓三钱
枇杷叶（去皮）三钱　粉沙参三钱
3 剂

二诊：喘息缓而未愈，脉象软滑，妊娠 4 个月。治以上章出入。

处方

苏子梗各一钱五分　粉沙参三钱　清炙麻黄五分　白杏仁（去皮尖）三钱
款冬花二钱　旋覆花（包）二钱　佛耳草三钱　炒枳壳一钱五分
橘红一钱五分　炙甘草八分　枇杷叶（去毛）三钱
3剂

案2

凤某某，女，24岁。

初诊：1959年6月21日。咳呛半月余，痰欠爽利，脉来小滑，舌苔薄腻。妊娠夹感，治以清宣之法。

处方

粉沙参三钱　前胡一钱五分　炒黄芩一钱五分　苏子梗一钱五分
杏仁（去皮尖）三钱　橘红一钱五分　炙紫菀三钱　云苓三钱
瓜蒌皮二钱　炙桑皮三钱　淡甘草八分　黛蛤散四钱
鲜竹茹三钱
3剂

案3

余某某，女，23岁。

初诊：1959年7月28日。经停2个月，脉滑，舌苔薄白，怀麟之兆。素有喘疾，近日咳喘复发，胃钝便溏。乃中焦之湿阻，症情复杂，调理颇多费手。

处方

粉沙参三钱	前胡一钱五分	苏叶梗各一钱五分	淡黄芩一钱五分
白杏仁（去皮尖）三钱	橘红一钱五分	旋覆花（包）二钱	炒枳壳二钱
云苓三钱	佛耳草三钱	大豆卷三钱	枇杷叶（去毛）三钱

6剂

案4

沈某某，女，22岁。

初诊：1959年9月11日。经停4个月，咳呛弥月未住，咽痒，痰出欠松，脉象软滑，舌苔薄白。感邪犯肺，酿成绵咳，胎火上炎，古名子嗽，治以清肃化痰。

处方

粉沙参三钱	前胡二钱	炒黄芩一钱五分	紫苏梗二钱
白杏仁（去皮尖）三钱	炙紫菀三钱	瓜蒌皮三钱	象贝三钱
橘红一钱五分	桔梗一钱	生甘草一钱	黛蛤散四钱
鲜竹茹三钱			

4剂

案5

王某某，女，27岁。

初诊：1959年9月19日。咳呛气急，形寒乍热，旬日未愈，脉象滑数，舌苔粗白。妊娠夹感，治以宣肺化痰之法。

处方

粉沙参三钱	前胡二钱	紫苏子一钱五分	紫苏梗一钱五分
薄荷一钱五分	白杏仁（去皮尖）三钱	橘红一钱五分	旋覆花三钱
生甘草一钱	姜竹茹三钱	象贝三钱	炙款冬花三钱
桔梗一钱	瓜蒌皮三钱		

3剂

二诊：咳呛半月，痰多气急，冷热无序，舌苔白腻。妊娠夹感，肺失清肃，治以上章出入。

处方

粉沙参三钱	前胡一钱五分	炒黄芩一钱五分	带叶紫苏梗二钱
白杏仁（去皮尖）三钱	炙款冬花二钱	炙紫菀二钱	仙半夏一钱五分
橘红一钱五分	云苓三钱	象贝三钱	黛蛤散四钱

3剂

案6

余某某，女，43岁。

初诊：1959年9月29日。栉风沐雨，风寒外侵，咳呛气急，每遇感续发，脉来缓滑数，舌苔黄白粗腻。妊娠须防胎动。

处方

清炙麻黄一钱五分	白杏仁（去皮尖）三钱	前胡一钱五分	旋覆花（包）三钱
紫苏子一钱五分	紫苏梗一钱五分	橘红一钱五分	甘草一钱
桔梗一钱	竹沥半夏一钱	云苓三钱	炒枳壳一钱五分

枇杷叶三钱　粉沙参三钱

4剂

案 7

徐某某，女，23岁。

初诊：1959年10月20日。妊娠8个月，反复咳喘月余，气急痰多，脉象滑数，舌苔薄白。深虑早产，拟清热宣肺、降气化痰。

处方

粉沙参三钱　前胡二钱　清炙麻黄一钱　紫苏梗一钱五分
姜半夏一钱　橘红一钱五分　旋覆花（包）三钱　白杏仁（去皮尖）三钱
云苓三钱　桔梗一钱　生甘草一钱　佛耳草三钱
枇杷叶（去皮）三钱

4剂

二诊：咳呛气急缓而未愈，痰滞咽燥，脉象软滑数，舌苔微黄，妊娠8个月。再拟清宣为治。

处方

南北沙参各三钱　炙紫苏子一钱五分　白前一钱五分　炒黄芩一钱五分
白杏仁（去皮尖）三钱　炙款冬花三钱　炙紫菀三钱　瓜蒌皮二钱
橘红一钱五分　炙桂枝一钱五分　生甘草一钱五分　佛耳草三钱
枇杷叶三钱

6剂

案 8

章某某，女，30岁。

初诊：1959年10月24日。妊娠5个月，形寒乍热，咳呛气急2月余未止，脉象滑数，舌苔薄白。妊娠夹感，肺失清肃，治以宣肺化痰。

处方

粉沙参三钱　前胡一钱五分　紫苏子二钱　紫苏梗二钱
池菊一钱五分　白杏仁（去皮尖）三钱　炙款冬花三钱　旋覆花三钱
炒黄芩二钱　橘红一钱五分　炒枳壳一钱五分　清甘草二钱
冬桑叶三钱
3剂

二诊：咳呛气急未作，脉滑带数。妊体夹感，肺失肃降，治以上章加减。

处方

粉沙参三钱　前胡一钱五分　炒黄芩二钱　紫苏子二钱
紫苏梗二钱　白杏仁（去皮尖）三钱　炙款冬花三钱　旋覆花三钱
川芎一钱五分　炒枳壳一钱五分　橘红一钱五分　炒谷芽三钱
黛蛤散四钱　鲜竹茹三钱
4剂

案 9

孙某某，女，30岁。

初诊：1959年10月28日。妊娠夹感，燥邪犯肺，肺失清肃，以致咳呛痰红半月余，音嘶咽痛，脉象软缓，舌苔薄白。治拟清润之法。

处方

粉沙参三钱	盐水炒前胡一钱五分	炒黄芩一钱五分	炒白芍一钱五分
白杏仁（去皮尖）三钱	炙紫菀三钱	瓜蒌皮三钱	盐水炒知母二钱
桔梗一钱	生甘草一钱	鹿衔草三钱	黛蛤散四钱

4剂

案10

钱某某，女，23岁。

初诊：1959年11月6日。咳呛月余，咽痒痰滞，脉滑带数，舌苔薄白。胎火犯肺，清肃失司，古名子嗽，治以良方紫菀汤加减。

处方

粉沙参三钱	紫苏子一钱五分	紫苏梗一钱五分	炒黄芩二钱
炒知母一钱五分	白杏仁（去皮尖）三钱	炙紫菀三钱	炙桑皮三钱
橘红一钱五分	桔梗一钱	炙甘草一钱	炒谷芽三钱
鲜竹茹三钱			

3剂

二诊：投以良方紫菀汤加沙参黄芩，咳呛大减，咳痰渐松，脉沉带数。胎火犯肺，古名子嗽，再拟清降。

处方

粉沙参三钱	紫苏子一钱五分	紫苏梗一钱五分	炒黄芩二钱
炒白术二钱	白杏仁（去皮尖）三钱	炙紫菀二钱	炙款冬花二钱
盐水炒知母一钱五分	橘红一钱五分	桔梗一钱	生甘草一钱
鲜竹茹三钱	黛蛤散四钱		

4剂

第七节　妊娠口糜

妊娠唇舌口糜，皆由于阴虚血热也。妊娠全赖血以养胎，血分有伏火，肠胃有邪热，则胎气自不安；肾水不足则津液不能上润，唯以滋益肾水、清热泻火。

案 1

陈某某，女，45岁。

初诊：1959年4月13日。妊娠8月余，舌红唇糜、舌苔薄白，脉象软大。胎火燔灼，乃阴液缺乏，治以清养之法。

处方

元参三钱	知母一钱五分	细生地四钱	炒黄芩一钱五分
银柴胡一钱	青蒿梗二钱	川石斛三钱	炒白芍一钱五分
青黛一钱拌黑山栀三钱	金银花三钱	生甘草八分	西藏果八分

3剂

二诊：舌红渐退，唇腐亦缓，脉象软大。妊体胎火并津液受劫，再拟清养。

处方

北沙参三钱	生地四钱	炒白芍一钱五分	炒黄芩一钱五分
盐水炒知母二钱	细川石斛三钱	黑焦山栀三钱	池菊一钱五分
生甘草一钱	生谷芽三钱	广陈皮一钱五分	西藏果一钱

4剂

第八节　子　淋

妇女妊娠，小便频数，点滴而下并有疼痛，因其发病于妊娠期间，故称“子淋”。其病因不外营血不足而兼膀胱湿热，治疗方法宜标本同治。养血安胎以治本，清利湿热、利水通淋以治标。子淋之症，虽多热壅而成，但治法与一般小便频数有所不同，胎前保胎为治，不宜过于通利，恐其损伤胎气，引起小产。

案 1

管某某，女，23岁。

初诊：1959 年 9 月 8 日。妊娠 2 个月，小溲频数，酸痛不畅，脉滑带数，舌苔微黄。妊娠湿热下注，膀胱气化不清，名曰子淋，治以养血安胎、清化湿热。

处方

小茴香八分	炒当归三钱	柴胡八分	炒白芍一钱五分
酒炒黄芩一钱五分	萹蓄草二钱	粉猪苓二钱	赤苓三钱
黑山栀三钱	海金沙一钱五分	制香附三钱	盐水炒川柏一钱五分
川萆薢三钱	甘草梢八分	灯心草二束	

3 剂

案 2

吴某某，女，36岁。

初诊：1959 年 10 月 28 日。妊娠 5 个月，尿频、尿急、尿痛，小腹急滞，带多阴痒，脉象滑数，舌苔薄白。此湿毒下滞、膀胱失司，拟清化。

处方

炒当归二钱	炒白芍一钱五分	炒川连五分	带心连翘三钱
炒黄芩二钱	炒金银花三钱	白鲜皮二钱	豨莶草二钱
云苓皮三钱	焦山栀三钱	炒川柏二钱	川萆薢三钱
甘草梢一钱	野菊花三钱		

3 剂

第九节　子　肿

子肿是妊娠期间孕妇全身发生浮肿。妇人素体脾虚，孕后气血两虚，脾胃虚弱不能运化水湿，水湿内停，流于四肢、肠胃之间而致腹胀、手足俱肿。属脾胃虚弱，湿邪停滞。治拟温胃健脾以壮土，行气渗湿通利三焦，佐以顺气养血以安胎。

案 1

沈某某，女，44岁。

初诊：1959 年 5 月 23 日。妊娠 3 个月，脐腹作胀，形寒手足肿满，脉来软滞，舌苔白腻。营虚积感，表里不和，治拟健脾利水之法。

处方

制川朴一钱五分	泔浸苍术一钱五分	桂枝四分	炒白芍一钱五分
制香附三钱	炒细青皮一钱五分	广陈皮一钱五分	大豆卷二钱
带皮苓三钱	姜衣二钱	砂仁壳一钱五分	

3剂

第十节 妊娠虫症

二十世纪五十年代农村卫生条件艰苦，得蛔虫症者颇多，且妊娠者慎用杀虫剂，用药颇为棘手，病来腹痛剧烈，影响胎元。用中药驱虫较为和缓，兼以益气养血、补肾固胎元，常用四物合乌梅丸治之。

案1

徐某某，女，21岁。

初诊：1959年5月20日。上方乌梅丸，3剂以来，曾经下蛔虫数十条，腹痛已止。唯腹满不和，脉来软滑，舌苔薄白。治拟养血安胎、和胃理气。

处方

炒归身三钱	炒白芍二钱	酒黄芩一钱五分	紫苏梗三钱
广陈皮一钱五分	炒细青皮一钱五分	桑寄生三钱	盐水炒绵杜仲三钱
云苓三钱	炙甘草六分	砂仁壳一钱五分	

6剂

案 2

张某某，女，18岁。

初诊：1959 年 7 月 1 日。经停 4 个月，脉来小滑，舌苔薄白，类似怀麟之兆，其脘腹阵痛，胃寒气滞，夹寄生虫病。《黄帝内经》云：“有故无殒亦无殒也。”治以驱虫为先。

处方

胡黄连一钱　制川朴一钱　炒川椒八分　乌梅肉一钱五分
青陈皮各一钱五分　炒川楝子三钱　使君肉三钱　炒枳壳一钱五分
生姜二片　花槟榔二钱
3 剂

案 3

毛某某，女，21岁。

初诊：1959 年 7 月 24 日。经停 3 个月，脉象缓滑，舌苔薄白，类似妊娠，近来腹痛阵作，寄生虫病。《黄帝内经》云“有故无殒亦无殒也”，先拟驱虫。

处方

胡黄连一钱　炒川椒六分　制川朴一钱五分　花槟榔三钱
川楝子一钱五分　广陈皮一钱五分　乌梅肉一钱五分　使君肉三钱
炒枳壳二钱　生姜三片　鹤虱一钱五分
2 剂

二诊：投以驱虫之剂，曾下蛔虫30多条，腹痛已住，腰痛而酸，胃钝饱胀，妊娠3个月。拟更以调养安胎。

处方

白归身二钱	炒白芍二钱	枳壳一钱	炒白术二钱
紫苏梗三钱	盐水炒杜仲三钱	川断肉三钱	桑寄生三钱
制香附三钱	广陈皮一钱五分	云苓二钱	茯神二钱
炒谷芽一钱五分	砂仁壳一钱五分		

6剂

案4

李某某，女，30岁。

初诊：1959年11月18日。腹痛偏左，有时上攻中脘，脉来软滞，舌苔薄白。素有蛔虫病史，先以乌梅丸主之。

处方

胡黄连一钱	制川朴一钱五分	炒川椒五分	炒白芍三钱
延胡索二钱	川楝子二钱	花槟榔三钱	乌梅肉一钱五分
使君肉三钱	炒枳壳三钱	鹤虱一钱五分	生姜三片

2剂

第十一节　妊娠目糊

妊娠阴血养胎，血虚不能养肝，肝阴不足不能养目，而致目糊，治以养阴清肝明目。

案 1

徐某某，女，30岁。

初诊：1959 年 7 月 28 日。妊娠 6 个月，日晡目糊眦多，《黄帝内经》云“五脏六腑之精气，皆上注于目，目得血而能视”，是征精血不足，脉象软滑，舌苔薄白。治以凉血清热、清肝明目之法。

处方

生地四钱	柴胡八分	炒白芍一钱五分	白归身二钱
紫苏梗二钱	青葙子二钱	池菊二钱	密蒙花三钱
川石斛三钱	甘枸杞子三钱	冬桑叶三钱	生甘草一钱
绿茶叶三钱	夏枯草三钱		

6 剂

第三章

产后病

产后以百日为准，凡百日内得病，皆从产后气血两亏，参求用药，即有伤寒、伤食等症，亦宜补气养血药中略加见症，从治十二味为正论，不可全用峻削攻伐，致成蓐劳产怯之症，尤忌寒凉酸涩之药，使瘀滞凝结，癥瘕、腹痛、寒热往来、骨蒸劳热等所由来也。

产后气血骤伤，气血大亏，腠理疏松，外邪易侵；且产时周身筋骨动摇，筋脉损伤，以致瘀血痹阻，脉络不畅，故有产后多虚多瘀之说，医家之常法。

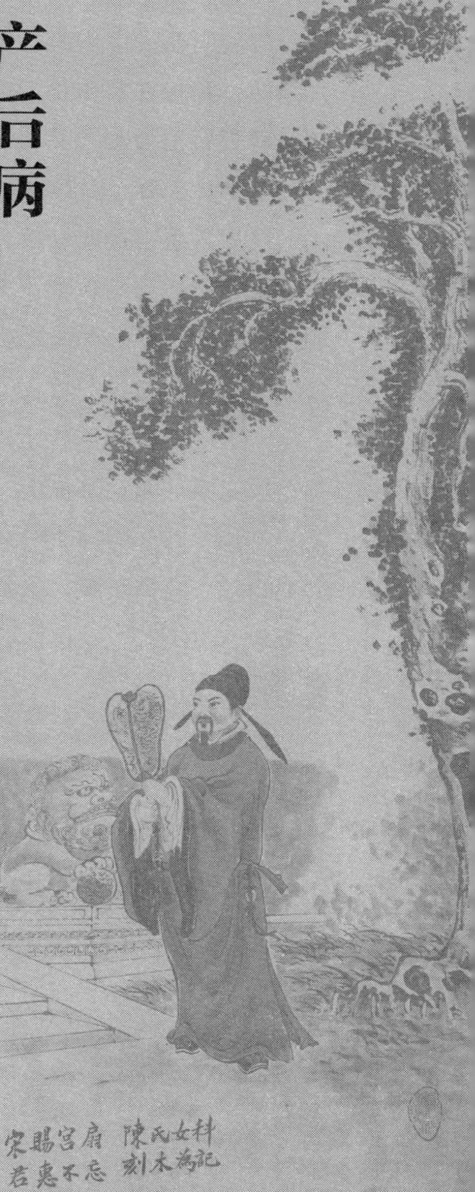

第一节　产后外感

产后阴血亏虚，荣卫俱虚，卫外不固，外邪易乘虚而入，营卫失和，易发寒热，治拟祛邪扶正、标本同治，养血和营解表。外感初期以养血和营加疏风解表轻清灵动之品，使邪去正安；对表邪夹有咳嗽者兼以疏风解表，对产后咳嗽日久者，以养血宣肺、润肺化痰止咳为多。

产后外感有产时新感，亦有伏邪夹感者，邪伏于胎前，病发于产后，产前即有湿热内蕴、伏而不去，产后正气不足，邪气趁虚而诱发。可用蒿芩清胆汤、藿朴夏苓汤等引邪外出，加养血扶正，逐邪外出，而邪去正安。

案 1

吴某某，女，26岁。

初诊：1959 年 4 月 13 日。咳呛阵作，痰出欠松，形寒身热，寒时身痛，热时口渴，苔薄黄腻，脉象滑数。胎前伏邪，产后新感，治拟清解。

处方

酒炒当归三钱	桂枝四分	炒白芍一钱五分	炒黄芩一钱五分
前胡一钱五分	鳖血炒柴胡八分	陈青蒿一钱五分	白杏仁（去皮尖）三钱
蜜炙枳壳三钱	六神曲三钱	橘红一钱五分	红枣六个
生姜三片			

3 剂

二诊：脉象弦滑，舌苔薄腻，午后形寒身痛，夜间身热汗多，咳嗽痰出欠松。邪伏于胎前，感伤于产后，再拟清宣。

处方

粉沙参三钱　苏子梗各一钱五分　桂枝四分　炒白芍一钱五分
炒黄芩一钱五分　仙半夏二钱　橘红一钱五分　象贝三钱
淮小麦三钱　陈青蒿二钱　云苓三钱　白杏仁（去皮尖）三钱
稆豆衣三钱　红枣六个　生姜二片
4 剂

三诊：形寒告缓，咳呛缓而未愈，盗汗，舌红、苔薄，脉象弦滑数。病由胎前遗来，调治殊多费手。

处方

南北沙参各三钱　炙紫苏子一钱五分　淡鳖甲四钱　炒黄芩一钱五分
白杏仁（去皮尖）三钱　炙紫菀三钱　瓜蒌皮三钱　淮小麦三钱
蜜炙枳壳三钱　青蒿梗三钱　生甘草一钱　地骨皮三钱
黛蛤散四钱
3 剂

案 2

沈某某，女，29岁。

初诊：1959 年 4 月 17 日。咳呛起自胎前弥月未止，咽痒作咳，痰滞欠松，舌红苔薄，脉象软缓。近有冷热相兼，为营虚夹感，治拟养血和营、宣肺解表。

处方

炒当归二钱　炙桂枝一钱五分　炒白芍三钱　粉沙参三钱
前胡一钱五分　炙紫苏子一钱五分　白杏仁（去皮尖）三钱　炙紫菀三钱
象贝一钱五分　瓜蒌皮二钱　橘红一钱五分　焦六曲三钱
3剂

二诊：形寒已住，咳呛未愈，咽痒痰少，舌红苔薄，脉象软缓。病由子嗽遗来，根深蒂固，难图速效。

处方

炒当归二钱　炒白芍三钱　粉沙参三钱　白前一钱五分
炙紫菀三钱　炒黄芩一钱五分　白杏仁（去皮尖）三钱　炙紫苏子一钱五分
柿霜二钱　黛蛤散（包）四钱　瓜蒌皮三钱　生甘草一钱
鲜竹茹三钱
6剂

案 3

孙某某，女，19岁。

初诊：1959年4月26日。产后起居不慎，血虚外感乘侵，营卫偏胜，冷热迭作，头痛腰酸，脉象软大。暂拟清解之法。

处方

酒炒当归三钱　桂枝四分　炒白芍一钱五分　炒荆芥二钱
川芎一钱五分　银柴胡一钱　陈青蒿二钱　秦艽一钱五分
白蒺藜二钱　赤苓三钱　泽兰二钱　生甘草八分

益母草三钱	红枣六个	生姜三片

4剂

二诊：产后肝肾下亏，阴虚风阳上亢，腰酸足软，头眩耳鸣，脉象软大。虚者补之，高者抑之，治以潜养之法。

处方

炒生地四钱	白归身二钱	炒白芍二钱	生石决明六钱
盐水炒绵杜仲三钱	川断肉三钱	盐水炒枸杞子三钱	池菊一钱五分
紫石英四钱	广陈皮一钱五分	炙甘草一钱	冬桑叶三钱

6剂

案4

林某某，女，26岁。

初诊：1959年5月27日。产后风寒外侵，形寒身热，肢骱酸痛，鼻塞咳呛，舌红、苔薄黄，脉来浮数。治以养血清解。

处方

炒当归二钱	炒白芍三钱	前胡二钱	白杏仁（去皮尖）三钱
连翘壳三钱	炒荆芥一钱五分	淡豆豉三钱	葱白三支
橘红一钱五分	白蒺藜三钱	桔梗一钱	牛蒡子三钱
生甘草一钱	池菊一钱五分	冬桑叶三钱	

2剂

案 5

陈某某，女，36岁。

初诊：1959 年 6 月 4 日。产后起居不慎，外受风寒，营卫不和，形寒身热，头痛，脉象浮大而数，舌苔薄白尖绛。先拟和营解表。

处方

炒当归二钱	紫丹参三钱	桂枝四分	炒白芍一钱五分
炒荆芥三钱	前胡一钱五分	淡豆豉三钱	鲜葱白三支
橘红一钱五分	白杏仁三钱	赤苓三钱	淡甘草八分
红枣四个	生姜二片		

3 剂

二诊：形寒身热已住，面浮足肿，脉象软大，舌苔薄白。邪伏于胎前，病发于产后，治以上方加减。

处方

紫丹参三钱	炒白芍三钱	枳壳一钱	炒白术三钱
大腹皮二钱	前胡一钱五分	广陈皮一钱五分	冬瓜皮三钱
五加皮二钱	白杏仁三钱	炙桑皮三钱	云苓皮三钱
白扁豆花四钱			

3 剂

案 6

陈某某，女，45岁。

初诊：1959 年 7 月 18 日。产后咳呛月余，痰滞喑嘶，舌红苔薄黄腻，脉象软缓。产后起居不慎，营虚夹感，外邪犯肺，肺失清肃。

处方

炒当归二钱	炒白芍三钱	粉沙参三钱	炙紫苏子一钱五分
炒黄芩一钱五分	白杏仁（去皮尖）三钱	炙紫菀二钱	橘红一钱五分
炙桔梗一钱	生甘草八分	黛蛤散四钱	蝉衣八分

3 剂

二诊：发音渐爽，咳呛未住，舌红苔薄，脉象软缓。产后营虚夹感，肺失清宣，再拟清宣。

处方

炒当归二钱	炒白芍三钱	粉沙参三钱	炙紫苏子一钱五分
白杏仁（去皮尖）三钱	炙款冬花二钱	瓜蒌皮三钱	橘红一钱五分
黛蛤散四钱	淡甘草八分	蝉衣一钱	鲜竹茹三钱

5 剂

案 7

单阿茶，女，22 岁。

初诊：1959 年 8 月 26 日。胎前伏邪，产后外感又夹暑热，恶露未净，高热不退，心烦寐劣，舌苔薄黄腻，脉来软大数。治以清解之法。

处方

紫丹参三钱	带心连翘三钱	炒黄芩一钱五分	天花粉四钱
鸡苏散四钱	银柴胡一钱	青蒿二钱	知母一钱五分
抱木茯神三钱	金银花三钱	湖丹皮一钱五分	灯心草二束

3 剂

二诊：脉象软大带数，舌苔薄白边尖绛，产后半月，恶露未净，暑热内扰，身热未退。治拟上章出入。

处方

紫丹参三钱	湖丹皮一钱五分	炒黄芩一钱五分	天花粉四钱
银柴胡一钱	青蒿梗三钱	知母二钱	池菊二钱
益元散四钱	赤苓三钱	蜜炙枳壳三钱	淡竹叶一钱五分

3剂

三诊：产后第二十五日，瘀血尚多，日晡发热，头面疮疖，脉象濡数，舌赤。胎前伏邪，产后营虚生热，治以上章出入。

处方

紫丹参三钱	连翘壳三钱	炒黄芩一钱五分	金银花三钱
银柴胡一钱	青蒿梗二钱	湖丹皮一钱五分	青皮一钱五分
赤苓三钱	制香附三钱	益元散四钱	茺蔚子三钱

3剂

四诊：产后弥月，瘀血转旺，腰痛，下部急滞，身热已退，头面疮疖已愈。此乃伏邪下扰血室。

处方

炒细生地四钱	炒白芍一钱五分	炒黄芩一钱五分	蛤粉炒阿胶三钱
炒牡蛎四钱	川断肉三钱	炒丹皮一钱五分	制香附三钱
白薇一钱	清甘草八分	炙龟甲三钱	醋炒乌贼骨三钱
茺蔚子三钱			

3剂

案 8

陈某某，女，25岁。

初诊：1959 年 9 月 6 日。产后第 6 日，恶露未净，右胁刺痛，气急微咳，冷热无序，脉数，舌赤。胎前伏邪，产后外感，拟清解。

处方

酒炒当归三钱	紫丹参三钱	炒白芍一钱五分	带心连翘三钱
酒黄芩一钱五分	炒荆芥二钱	陈青蒿三钱	橘红一钱五分
旋覆花三钱	白杏仁（去皮尖）三钱	益母草三钱	前胡一钱五分
生枳壳一钱五分	红花一钱五分	丝瓜络三钱	

2 剂

二诊：昨晚复觉形寒，热势稽留，少寐神烦，口渴，舌红、苔白，脉数而滞。病势昼轻夜重，产后第 10 日，邪入血室，拟方清解。

处方

酒炒当归三钱	紫丹参三钱	炒白芍一钱五分	带心连翘四钱
鲜石斛四钱	炒黄芩三钱	白杏仁（去皮尖）三钱	橘红一钱五分
旋覆花三钱	青蒿三钱	益元散四钱	赤苓三钱
黑山栀三钱	金银花炭三钱		

2 剂

案 9

曹某某，女，29岁。

初诊：1959 年 10 月 17 日。伏邪于胎前，病发于产后，寒热往来，脉象软而带数，舌苔白腻。体虚邪实，调制殊多费手。

处方

酒炒当归三钱	桂枝四分	炒白芍一钱五分	炒荆芥二钱
川芎一钱五分	炒柴胡八分	陈青蒿三钱	秦艽一钱五分
泽佩兰各一钱五分	赤苓三钱	大豆卷三钱	广陈皮一钱五分
益母草三钱	红枣六个	生姜三片	

3剂

二诊：冷热已住，呛咳痰多，晡热盗汗，脉象软缓，舌苔薄白。表邪渐解，产后阴虚未复，治以上章加减。

处方

米炒北沙参三钱	炒白芍三钱	淡鳖甲四钱	炒黄芩一钱五分
银柴胡一钱	青蒿梗三钱	地骨皮三钱	淮小麦三钱
炙款冬花三钱	盐水橘红一钱五分	生甘草一钱	川石斛三钱
糯稻根须一两			

4剂

案10

裘某某，女，34岁。

初诊：1959年11月4日。邪伏于胎前，感冒于产后，冷热无序，脉来软缓。治以清解。

处方

酒炒当归三钱	桂枝四分	炒白芍一钱五分	炒荆芥一钱五分

白蒺藜三钱	淡豆豉三钱	陈青蒿二钱	淡秦艽一钱五分
葱白三支	青陈皮各一钱五分	云苓三钱	炙甘草一钱
生姜三片	红枣六个		

3剂

二诊：产后起居不慎，外感风寒，营卫不和，冷热无序，脉濡。虚体实邪，拟扶正祛邪。

处方

生绵芪三钱	酒炒当归三钱	桂枝四分	炒白芍一钱五分
炒荆芥二钱	淡豆豉四钱	鲜葱白三支	粉葛根三钱
秦艽一钱五分	首乌藤三钱	炙甘草一钱	红枣六个
生姜片三片			

3剂

案11

沈某某，女，36岁。

初诊：1959年12月12日。形寒起于临盆前2日，产后第4日，头项拘痛，脉象软数，舌苔白腻。邪伏于胎前，病发于产后。

处方

炒当归三钱	川芎一钱五分	制川朴一钱五分	酒炒黄芩一钱五分
仙半夏一钱五分	广陈皮一钱五分	青蒿梗三钱	炒荆芥一钱五分
云苓三钱	生薏苡仁四钱	大豆卷三钱	益母草三钱

3剂

二诊：形寒已住，头痛未除，少胃纳减少，外感已解。胎前伏邪未化，方以上章加减。

处方

酒炒当归三钱	川芎一钱五分	制川朴一钱五分	白蒺藜二钱
仙半夏一钱五分	广陈皮一钱五分	大豆卷三钱	炒荆芥一钱五分
生薏苡仁四钱	云苓三钱	炒谷芽三钱	白蔻壳一钱五分

3剂

三诊：胎前伏邪已化，产后营虚未复，腰部酸楚，头痛乳少，脉象软弱，产后第10日恶露不多，并无腹痛。治以调养。

处方

酒炒当归三钱	桂枝四分	炒白芍一钱五分	炒荆芥一钱五分
川芎一钱五分	盐水炒绵杜仲三钱	炒川断肉三钱	广陈皮一钱五分
王不留行二钱	生绵芪三钱	炙甘草一钱	鸡血藤三钱
黑芝麻三钱	红枣三个	生姜二片	

4剂

案12

王某某，女，22岁。

初诊：1959年12月16日。病起3个月前，产后失乳，经未行，口渴，脉弦而滞数，舌赤苔薄白。阴虚积感，暂以和营去感。

处方

酒炒当归三钱	桂枝四分	炒白芍一钱五分	淡鳖甲三钱

炒黄芩一钱五分	银柴胡一钱	青蒿梗三钱	秦艽一钱五分
橘红一钱五分	赤苓三钱	知母一钱五分	淡甘草一钱
红枣六个	生姜二片		

5剂

二诊：产后3月余，失乳，经水未行，冷热无序，胃钝便溏，脉弦数。血虚夹感，营卫失谐，治拟上章出入。

处方

酒炒当归三钱	桂枝四分	炒白芍一钱五分	淡鳖甲三钱
炒白术二钱	鳖血炒柴胡八分	青蒿二钱	淡秦艽一钱五分
焦六曲三钱	广陈皮一钱五分	炙甘草一钱	炒谷芽三钱
红枣四个	生姜二片		

5剂

案13

钟某某，女，41岁。

初诊：1959年12月16日。产后4日恶露不多，子户胀痛，谅非瘀阻，昨有冷热，而且头痛，可是外感。治以和营解表。

处方

酒炒当归三钱	桂枝四分	炒白芍一钱五分	炒荆芥二钱
炒川芎一钱五分	制香附三钱	炒延胡索二钱	炒细青皮一钱五分
泽兰二钱	焦山楂三钱	焦六曲二钱	炮姜四分
益母草三钱	红枣六个	生姜二片	

3剂

二诊：腰痛止，形寒亦止。近日转为脘痛阵作，脉象软滞，便溏，产后12日，治以健脾和胃。

处方

制川朴一钱 枳壳一钱 炒白术二钱 川椒四分拌川连五分
白全归三钱 制香附三钱 炒延胡索三钱 酒炒川楝子二钱
川芎一钱五分 乌梅肉一钱五分 炒槟榔一钱五分 六神曲三钱
使君子三钱
2剂

案 14

葛某某，女，31岁。

初诊：1959年12月17日。产后弥月，哺乳，伏邪秋感，寒战，身热，汗出热退，寒热往来，肢骱酸楚，舌淡苔薄，脉象软迟。此产后营虚，又夹新感引动伏邪，治拟扶正祛邪、清补兼施。

处方

炒当归三钱 炙桂枝五分 炒白芍二钱 炒黄芩二钱
白蒺藜二钱 柴胡一钱 青蒿梗三钱 炒秦艽二钱
天花粉四钱 知母三钱 生甘草八分 广陈皮二钱
红枣六个 生姜三片
3剂

第二节　产后食积

产后气血骤伤，百脉空虚，人喜补之，往往过食，易伤脾碍胃。产后因饮食不节损伤脾胃者众多，易出现食滞中焦脾胃，使脾胃失运，食积不化。治以补虚扶正，兼以化积治其标，注意补而不滞、温而不燥、滋而不腻，常配用广陈皮、木香、焦三仙等以培补脾土、健脾助运为主。

案 1

张某某，女，23岁。

初诊：1959 年 6 月 27 日。产后肝肾两亏，不言可知，但霉令湿邪用事，湿性黏腻，最能滞气，复夹食滞，食积胃气不和，气滞为痛，气逆则吐，湿胜则濡泻。此症需急则治标，先理客邪，次计培补。

处方

制川朴一钱　枳壳一钱　白术二钱　炒白芍一钱五分
白蒺藜二钱　仙半夏一钱五分　炒细青皮一钱五分　广陈皮一钱五分
制香附三钱　焦六曲三钱　赤苓三钱　川萆薢三钱
茺蔚子三钱
4 剂

二诊：脘痛吐泻均住，产后月余，瘀止复行，脉象软缓。阴虚营热，胞脉失调，治以养摄。

处方

炒归身二钱	炒白芍二钱	怀山药三钱	蛤粉炒阿胶三钱
煅牡蛎四钱	川断肉三钱	炒丹皮一钱五分	白薇二钱
赤苓三钱	炙龟甲三钱	炙甘草八分	茺蔚子三钱

4剂

三诊：诸恙告退，白带未住，腰部酸痛，脉象软缓，舌苔薄白。产后肝肾阴虚，霉令兼感湿邪，治以清养。

处方

炒细生地四钱	炒归身二钱	炒白芍二钱	蛤粉炒阿胶三钱
盐水炒绵杜仲三钱	川断肉三钱	煅牡蛎四钱	震灵丹三钱
云苓三钱	盐水炒川柏一钱五分	川萆薢三钱	醋炒乌贼骨三钱

4剂

案 2

章某某，女，27岁。

初诊：1959年9月5日。肠鸣腹泻，起自初产，甚于产后，脉象软大，舌苔白腻。胎前积湿未化，产后脾肾两虚，急则先治标，缓则治本，先拟健脾助运。

处方

炒枳壳一钱	炒白术三钱	炒怀山药三钱	煨益智仁一钱五分
米炒防风一钱五分	煨葛根一钱五分	煨木香一钱五分	广陈皮一钱五分
炒白芍三钱	焦六曲三钱	炮姜四分	炒薏苡仁四钱
缩砂仁八分	伏龙肝一两		

3剂

二诊：肠鸣腹泻，产后脾肾两虚，健运失司，脉象软大。治以上章出入。

处方

米炒湖广术三钱　炒怀山药三钱　煨益智仁一钱　炒白芍二钱
广陈皮一钱五分　煨木香一钱五分　炙甘草一钱　防风炭一钱五分
炒采云曲二钱　炒薏苡仁四钱　炒谷芽三钱　缩砂仁一钱
炒石榴皮三钱
3剂

案3

姚某某，女，21岁。

初诊：1959年9月8日。产后月余，恶露未净，腰痛便溏，脉象软弱。脾肾两虚，脾失健运，治以培养之法。

处方

米炒潞党参三钱　土炒白术二钱　炒归身二钱　阿胶珠三钱
煅牡蛎四钱　川断肉三钱　炒枸杞子三钱　炒白芍三钱
采云曲三钱　炙甘草一钱　炒谷芽三钱　醋炒乌贼骨三钱
茺蔚子三钱
6剂

二诊：诸恙告缓，脾肾两虚未复，脉象软弱。肝脾不和，运化失司，当以和肝运脾之法。

处方

米炒湖广术二钱　炒怀山药三钱　炒归身二钱　蛤粉炒阿胶三钱
煨木香一钱五分　广陈皮一钱五分　炒白芍二钱　川断肉三钱
炒薏苡仁四钱　炙甘草一钱　炒谷芽三钱　砂仁壳一钱
10剂

案4

姚某某，女，27岁。

初诊：1959年9月26日。产后饮食不慎，胃失健运，肠失运化，以致腹鸣溏泻，脉濡，舌尖白。治拟健脾和胃助运。

处方

米炒湖广术二钱　炒怀山药三钱　煨益智仁一钱　炒防风一钱五分
煨木香一钱五分　煨葛根一钱五分　炒白芍二钱　广陈皮一钱五分
伏龙肝一两　焦六曲三钱　炮姜五分　焦谷芽三钱
砂仁壳一钱
4剂

二诊：腹泻已止，腹痛未住，大便尚溏，脉象软缓。主产后饮食不慎，运化失司，治以健脾和胃助运之法。

处方

米炒潞党参三钱　土炒白术二钱　炒归身二钱　焦白芍二钱
煨葛根一钱五分　煨木香一钱五分　广陈皮一钱五分　炙升麻一钱
焦六曲三钱　炙甘草一钱　炒谷芽三钱　醋炒乌贼骨三钱
砂仁壳一钱
6剂

案 5

张某某，女，21岁。

初诊：1959 年 10 月 7 日。饮食不慎，食积停滞，胃失健运，肠失运化，以致脘胀便泄，脉细、苔薄。脾失健运，拟健脾助运。

处方

枳壳一钱	炒白术二钱	炒怀山药三钱	炒白扁豆三钱
缩砂仁一钱	桂枝四分	炒白芍一钱五分	煨木香一钱五分
广陈皮一钱五分	炒薏苡仁四钱	焦六曲三钱	炮姜四分
炒谷芽三钱	红枣六个	生姜三片	

3 剂

二诊：产后饮食不慎，胃失运化则胀，肠不分清泌浊则泻，病系胃肠，先拟健脾和胃助运。

处方

炒枳壳一钱	炒白术三钱	炒怀山药三钱	焦白芍三钱
米炒防风一钱五分	煨葛根一钱五分	煨木香一钱五分	广陈皮一钱五分
炒薏苡仁四钱	伏龙肝一两	焦六曲三钱	炮姜四分
炒谷芽三钱	砂仁壳一钱		

4 剂

三诊：投以健脾和胃助运，腹泻已止，胃气未苏，纳后中脘饱滞，脉象软缓，舌光无苔。产后阴亏，脾虚泄泻，治以和养之法。

处方

米炒北沙参三钱	炒怀山药三钱	炒白芍三钱	米炒麦冬二钱
煨葛根一钱五分	煨木香一钱	广陈皮一钱五分	砂仁壳一钱
炒知母一钱	炙甘草一钱	炒谷芽三钱	红枣六个

6剂

案6

范某某，女，31岁。

初诊：1959年10月8日。产后不慎起居，外感客邪，饮食不慎，腹痛便溏。肉积食滞，表里不和，冷热无序，治以宣运。

处方

酒炒当归三钱	桂枝五分	炒白芍一钱五分	炒枳壳一钱
炒白芍二钱	炒荆芥一钱五分	淡豆豉三钱	鲜葱白三支
制香附三钱	秦艽一钱五分	焦六曲三钱	广陈皮一钱五分
焦谷芽三钱	砂仁壳一钱	红枣六个	生姜二片

3剂

案7

沈某某，女，19岁。

初诊：1959年10月28日。产后起居不慎，而且饮食不慎，以致食积停滞，日晡冷热，腹痛便溏，治以运化。

处方

紫丹参三钱	枳壳一钱	炒白术二钱	炒荆芥一钱五分
白蒺藜二钱	煨葛根一钱五分	煨木香一钱五分	广陈皮一钱五分
蒲公英三钱	焦六曲三钱	焦山楂二钱	炒谷芽三钱
益母草三钱			

2剂

案8

周某某，女，30岁。

初诊：1959年10月28日。起居不慎，外感客邪，形凛恶寒，饮食不慎，食积停滞，腹痛泄泻。外则营卫不和而有形寒，内则肠胃失调而病痛泻。脉象软大，拟调运。

处方

制川朴一钱	桂枝四分	炒白芍一钱五分	枳壳一钱
炒白术三钱	炒防风一钱五分	煨木香一钱五分	广陈皮一钱五分
云苓三钱	焦六曲三钱	炮姜三钱	炒谷芽三钱
焦山楂三钱	砂仁壳一钱	伏龙肝四钱	煨生姜三片
红枣六个			

3剂

案9

沈某某，女，32岁。

初诊：1959年11月30日。产后2日，恶露不多，小腹有形梗痛，便溏失眠，脉来软滞。病情复杂，先拟温运之法。

处方

紫丹参三钱　枳壳一钱　炒白术二钱　上官桂六分
炒白芍一钱五分　炒当归三钱　制香附三钱　炒延胡索二钱
酒五灵脂二钱　川芎一钱五分　焦山楂二钱　焦六曲三钱
炮姜四分　益母草三钱
3 剂

二诊：产后脾肾两亏，固涩乏力，食后腹痛肠鸣，大便溏泻，脉来软大。治以益气健脾助运。

处方

米炒潞党参三钱　焦白术二钱　煨益智仁一钱　炒归身二钱
煨葛根一钱五分　煨木香一钱五分　焦白芍一钱五分　炙升麻一钱五分
焦六曲三钱　炙甘草一钱　炒谷芽三钱　砂仁壳一钱
炮姜四分
3 剂

三诊：腹泻已止，腰酸腹中隐痛，脉象软滞。产后气血交亏，拟以上章出入。

处方

炒西潞党参四钱　炒白术三钱　炒当归三钱　柴胡一钱
炒白芍一钱五分　煅牡蛎四钱　川断肉三钱　制香附三钱
炙升麻一钱五分　炒枳壳一钱五分　炙甘草一钱　菟丝子三钱
茺蔚子三钱
5 剂

第三节　产后胎衣不下

产后胎衣不下，是产后胎盘胎膜残留所致，为瘀血壅滞或寒凝血滞，瘀血内阻胞宫，新血难于归经，而见恶露日久不止。韶舞先生仿加味失笑散合生化汤意，治以养血活血化瘀，佐以暖宫散寒、祛瘀生新止血。用药化中寓止，止中有化，止血而不留瘀，化瘀而不动血。

案 1

沈某某，女，34岁。

初诊：1959 年 4 月 16 日。叠次流产，八脉不固，此次经停 2 月余，小腹疼痛，恶露淋漓不止。治以养血活血、化瘀生新。

处方

紫丹参三钱	炒当归三钱	怀牛膝三钱	川芎一钱五分
制香附三钱	炒延胡索二钱	酒炒五灵脂二钱	泽兰二钱
炒细青皮一钱五分	炮姜五分	盐水炒绵杜仲三钱	益母草三钱
2 剂			

二诊：药后恶露渐行，继下大血块，下后痛止血住，脉软弱。已见肝肾两亏，冲任不固，治以培养之法。

处方

蛤粉炒阿胶三钱	炒生地四钱	西潞党参三钱	盐水炙绵芪三钱
盐水炒绵杜仲三钱	川断肉三钱	白归身二钱	炒白芍二钱

广陈皮一钱五分	制香附二钱	炙甘草一钱	醋炒乌贼骨三钱

10 剂

案 2

杨某某，女，37岁。

初诊：1959 年 4 月 30 日。流产，经手术刮宫之后，恶露已止 10 日，近日复行，脉象沉细。血虚不能约制，治以养摄之法。

处方

蛤粉炒阿胶三钱	炒细生地四钱	炒归身二钱	炒白芍二钱
煅牡蛎四钱	川断肉三钱	制香附三钱	醋炒乌贼骨三钱
茺蔚子三钱	血余炭一钱	炙甘草一钱	川芎一钱五分

3 剂

案 3

王某某，女，40岁。

初诊：1959 年 5 月 11 日。经停 3 个月，恶露 4 日，今日血来如崩，夹血块，阴虚阳越，汗出遍体，腰酸腹痛，脉象虚大。恐残留未下，瘀阻冲任，治以攻补皆施之品。

处方

紫丹参三钱	炒当归三钱	怀牛膝三钱	川芎一钱五分
绵杜仲三钱	川断肉三钱	制香附三钱	泽兰二钱
蒲黄一钱	酒五灵脂二钱	炒枳壳二钱	益母草三钱

1 剂（此方服后，残留脱落而血止）

案 4

许某某，女，32岁。

初诊：1959年5月26日。经停2月余，恶露9日未止，脉来软缓，腰部酸楚。类似不全流产，拟通因通用之法。

处方

紫丹参三钱　全当归三钱　上官桂六分　炒赤芍一钱五分
怀牛膝三钱　制香附三钱　炒延胡索二钱　酒五灵脂三钱
川芎一钱五分　桃仁霜三钱　炒细青皮一钱五分　炒枳壳二钱
益母草二钱
3剂

二诊：上方祛瘀生新，曾下大血块，恶露未净，脉来软缓。治以上章出入。

处方

紫丹参三钱　全当归三钱　怀牛膝三钱　川芎一钱
生蒲黄一钱五分　酒五灵脂三钱　制香附三钱　上瑶桂（去粗皮）五分
桃仁霜三钱　益母草三钱　泽兰二钱　炒枳壳一钱五分
3剂

三诊：恶露时行时止，腰酸异常，脉象软缓。刻下残留已去，阴虚未复，更以养摄。

处方

蛤粉炒阿胶三钱	炒细生地四钱	炒白芍二钱	炒归身二钱
煅牡蛎四钱	川断肉三钱	炒白薇二钱	茺蔚子三钱
炙龟甲三钱	川柏炭一钱五分	炙甘草八分	醋炒乌贼骨三钱

3剂

案5

施某某，女，24岁。

初诊：1959年7月1日。流产10余日，少腹尚觉隐痛，红白淋漓，脉来软滞。属不全流产，拟祛瘀生新为先，调补次之。

处方

紫丹参三钱	全归身三钱	上官桂六分	炒赤芍一钱五分
怀牛膝三钱	制香附三钱	炒延胡索二钱	酒炒五灵脂三钱
川芎一钱五分	桃仁霜三钱	生蒲黄一钱	炒枳壳一钱五分
益母草三钱			

3剂

二诊：腹痛已住，恶露渐止，白带未住，头晕足酸腰痛，脉象软缓。流产后气血两虚未复，治以调养之品。

处方

西潞党参三钱	蛤粉炒阿胶三钱	炒归身二钱	盐水炒怀牛膝三钱
炒细生地四钱	盐水炒绵杜仲三钱	川断肉三钱	白蒺藜二钱
炒白芍二钱	广陈皮一钱五分	炙甘草八分	川芎一钱

4剂

案 6

沈某某，女，36岁。

初诊：1959 年 7 月 31 日。流产 20 余日，恶露未净，投以养摄，瘀血未止，少腹尚觉急滞，脉象软细。恐胎衣残留未净，更用祛瘀生新。

处方

紫丹参三钱	小茴香五分	炒当归三钱	桂枝五分
炒赤芍一钱五分	川芎一钱五分	制香附三钱	炒延胡索二钱
醋炒五灵脂二钱	怀牛膝三钱	炒枳壳一钱五分	益母草三钱
炒桃仁三钱	九香虫十四只		

3 剂

二诊：上方祛瘀生新，目前并无腹痛，脉象软缓。治以养摄之法。

处方

蒲黄炒阿胶三钱	蛤粉炒生地四钱	炒当归身二钱	醋炒白芍二钱
煅龙骨三钱	煅牡蛎四钱	川断肉三钱	焦川柏一钱五分
炙龟甲三钱	制香附三钱	茺蔚子三钱	血余炭一钱

3 剂

三诊：红止白带未净，临便腹中隐痛，脉象软缓。流产后阴虚未复，务虚休息。

处方

蛤粉炒生地四钱	炒归身二钱	炒白芍二钱	阿胶珠三钱
煅牡蛎四钱	川断肉三钱	制香附三钱	醋炒乌贼骨三钱

广陈皮一钱五分	炙甘草一钱	炒谷芽三钱	茜草炭一钱五分
茺蔚子三钱			

6剂

案7

钱某某，女，38岁。

初诊：1959年9月13日。经停3月余，经行成块，恶露不止，少腹胀痛，类似不全流产，舌苔白腻。此为积湿未化之象，暂拟祛瘀排浊。

处方

紫丹参三钱	白全归三钱	怀牛膝三钱	炒赤芍一钱五分
川芎一钱五分	制香附三钱	炒延胡索三钱	益母草三钱
炒枳壳二钱	炒荆芥二钱	泽佩兰各一钱五分	桃仁霜三钱

3剂

二诊：投以祛瘀排浊，少腹痛势告缓，腰间酸痛未住，脉象弦数。考虑不全流产，建议手术清宫，患者要求中药治疗。

处方

紫丹参三钱	白全归三钱	川芎一钱五分	白蒺藜二钱
制香附三钱	炒延胡索二钱	炒五灵脂三钱	泽兰二钱
桃仁霜三钱	生蒲黄一钱五分	炒枳壳二钱	益母草三钱

2剂

三诊：恶露未净，少腹隐痛，不慎起居，外感寒邪，形寒头疼，咳呛痰滞，拟方于后。

处方

酒炒当归二钱	桂枝五分	炒白芍一钱五分	炒荆芥二钱
白蒺藜三钱	制香附三钱	炒细青皮一钱五分	橘红一钱五分
川芎一钱五分	前胡一钱五分	白杏仁（去皮尖）三钱	赤苓三钱
益母草三钱			

3 剂

四诊：叠投排除残留，瘀止而带未断，不慎起居，外感凉燥，肺失清肃，咽痒咳呛。拟清肺利痰。

处方

粉沙参三钱	白杏仁（去皮尖）三钱	炙款冬花二钱	炒黄芩一钱五分
象贝一钱五分	瓜蒌皮三钱	橘红一钱五分	炙紫菀二钱
炙紫苏子一钱五分	前胡一钱五分	生甘草一钱	黛蛤散四钱

5 剂

案 8

沈某某，女，21岁。

初诊：1959 年 9 月 28 日。初夏曾经流产，此次经停 50 日，陡然经行如崩，脉来软大。须虑再踏前辙。

处方

白全归三钱	川芎一钱五分	上官桂四分	炒白芍一钱五分
怀牛膝三钱	制香附三钱	炒延胡索二钱	炒五灵脂三钱
泽兰二钱	桃仁泥二钱	红花一钱五分	生蒲黄一钱五分

茺蔚子三钱

3 剂

二诊：投以生化汤合失笑散，血崩已止，略有腰酸，脉来软缓。此为肝肾两亏，冲任失调，治以调养。

处方

炒生地四钱　炒当归三钱　炒白芍一钱五分　盐水怀牛膝三钱
盐水炒绵杜仲三钱　川断肉三钱　菟丝子三钱　川芎一钱五分
艾叶一钱五分　党参四钱　炙甘草一钱　醋炒乌贼骨三钱

6 剂

案 9

戴某某，女，32岁。

初诊：1959 年 10 月 22 日。经停 3 个月，近日出血如崩，夹大血块，腰酸腹痛，脉大带数。类似流产残留未尽，方拟祛瘀生新。

处方

紫丹参三钱　炒上官桂五分　炒白芍一钱五分　炒当归三钱
怀牛膝三钱　制川朴一钱五分　青陈皮各一钱五分　炒延胡索二钱
川芎一钱五分　炒五灵脂三钱　炒枳壳二钱　桃仁霜三钱
茺蔚子三钱

2 剂

二诊：上方通因通用，胚胎已下，恶露未止，头晕冒热，汗多，体酸。此为肝肾阴虚，虚阳上亢，拟调养。

处方

蛤粉炒生地四钱	酒炒当归三钱	炒白芍一钱五分	阿胶珠三钱
盐水炒绵杜仲三钱	川断肉三钱	制香附三钱	煅石决明五钱
云苓三钱	广陈皮一钱五分	茺蔚子三钱	紫石英四钱

2 剂

三诊：流产后失血过多，肝肾两亏，风阳上越，心惕肉瞤，头晕耳鸣，脉弦小数。治以潜养之法。

处方

西潞党参三钱	蛤粉炒生地四钱	白归身二钱	阿胶珠三钱
盐水炒绵杜仲三钱	川断肉三钱	炒枸杞子三钱	炒白芍二钱
煅石决明六钱	炙甘草一钱	紫石英四钱	茺蔚子三钱
醋炒乌贼骨三钱			

5 剂

案 10

施某某，女，38岁。

初诊：1959 年 11 月 15 日。经停 3 个月，恶露半月未住，形寒肢酸，腰痛少腹亦痛，脉来软滞。类似不全流产，拟方化瘀生新。

处方

紫丹参三钱	全当归三钱	上官桂八分	炒赤芍一钱五分
怀牛膝三钱	制香附三钱	炒延胡索二钱	酒炒五灵脂三钱
川芎二钱	桃仁霜三钱	炒枳壳三钱	生蒲黄一钱五分

益母草三钱
2 剂

二诊：投以化瘀生新 2 剂，曾排大血块数枚，恶露未止，并无腹痛，亦无胀滞。想必残留已去，治以调养之品。

处方

蛤粉炒生地四钱　炒归身二钱　炒白芍二钱　阿胶珠三钱
煅牡蛎四钱　川断肉三钱　制香附三钱　怀牛膝三钱
川芎一钱五分　桃仁霜一钱五分　炒五灵脂二钱　茺蔚子三钱
血余炭一钱五分
3 剂

第四节　产后儿枕痛

产后儿枕痛，为产后子宫收缩不良，导致子宫收缩痉挛而疼痛。产后多虚多瘀，或产后起居不慎，风寒乘虚与瘀血凝结；或因产后恶露不去，瘀血内阻，气血运行不畅，不通则为疼痛。此乃产后瘀阻胞宫，宜温经散寒祛瘀之法，治拟在生化汤基础上，加失笑散、焦山楂、上官桂养血活血化瘀，兼以温宫化瘀达下。

案 1

顾某某，女，34岁。

初诊：1959 年 7 月 11 日。产后 4 日，恶露不多，小腹阵痛，胃纳欠佳，属瘀阻气滞，子宫收缩作痛，拟调运。

处方

紫丹参三钱	白全归三钱	怀牛膝三钱	川芎一钱五分
制香附三钱	炒延胡索二钱	醋炒五灵脂三钱	益母草三钱
上官桂四分	炒楂肉二钱	炒细青皮一钱五分	桃仁霜二钱

2剂

二诊：产后7日，恶露不多，赤白带甚多，少腹急胀阵痛，痛时有形梗动，脉来软大，治以调运。

处方

紫丹参三钱	上官桂四分	炒赤芍一钱五分	怀牛膝三钱
白全归三钱	明乳香一钱五分	制没药一钱五分	炒延胡索二钱
益母草三钱	制香附三钱	炒细青皮一钱五分	绵萆薢三钱
川芎一钱五分			

3剂

三诊：产后11日，腹痛告缓，恶露不多，白带颇多，脘腹泛噫，下部急滞，脉象软缓，舌苔白腻，腰痛头晕，阴虚积湿之象。

处方

酒当归三钱	桂枝三分	炒白芍一钱五分	枳壳一钱
炒白术二钱	炙甘草八分	煅牡蛎四钱	川断肉三钱
广陈皮一钱五分	淮小麦三钱	炒薏苡仁四钱	赤苓三钱
川萆薢三钱	醋炒乌贼骨三钱	红枣六个	生姜二片

3剂

四诊：产后17日，恶露不多，带多，脘泛胃钝，脉象软缓，舌苔微黄腻。胎前积湿未化，消化不良，拟宣运之法。

处方

制川朴一钱	枳壳一钱	炒白术二钱	炒当归三钱
白蒺藜二钱	姜半夏一钱五分	广陈皮一钱五分	云苓三钱
炒白芍一钱五分	焦六曲三钱	炒谷芽三钱	白蔻壳一钱
川萆薢三钱			

4剂

案 2

何某某，女，27岁。

初诊：1959年9月3日。产后2日，恶露不多，小腹有形攻痛，古名儿枕痛。此瘀阻胞宫，治拟养血活血、祛瘀生新。

处方

紫丹参三钱	白全归三钱	川芎一钱五分	怀牛膝三钱
炒细青皮一钱五分	制香附三钱	炒延胡索二钱	赤芍一钱五分
五灵脂三钱	炒楂肉二钱	益母草三钱	上官桂八分

3剂

案 3

曾某某，女，23岁。

初诊：1959年10月1日。儿枕痛，此瘀阻胞宫，不通则痛。脉来软大，治以加味生化汤。

处方

紫丹参三钱	枳壳一钱	炒白术二钱	白全归三钱
怀牛膝三钱	制香附三钱	延胡索二钱	醋炒五灵脂三钱
川芎一钱五分	赤芍一钱五分	上官桂六分	焦山楂二钱
桃仁泥二钱	益母草三钱		

2剂

案 4

苏某某，女，26岁。

初诊：1959年10月2日。产后4日，乳多，小腹阵痛，头汗足冷。盖由瘀阻气滞，血虚阳冒，拟方生化汤加减。

处方

紫丹参三钱	白全归三钱	炒赤芍一钱五分	炒怀牛膝三钱
制香附三钱	炒延胡索二钱	醋炒五灵脂三钱	川芎一钱五分
炒楂肉二钱	桃仁泥二钱	泽兰二钱	益母草三钱

2剂

案 5

陆某某，女，42岁。

初诊：1959年10月5日。产后初日，恶露不多，小腹掣痛，胃纳减少，脉来软大。治以补养气血、理气活血化瘀。

处方

紫丹参三钱	白全归三钱	川芎一钱五分	白蒺藜二钱
制香附三钱	炒延胡索二钱	炒细青皮一钱五分	六神曲三钱
湖丹皮一钱五分	醋炒五灵脂二钱	红花一钱五分拌丝瓜络三寸	

3剂

二诊：产后7日，恶露不多，左小腹部掣痛拒按，脉来软数，溲便尚调。此乃产后瘀阻子宫复旧不佳。

处方

紫丹参三钱	湖丹皮一钱五分	白全归三钱	炒赤芍一钱五分
明乳香一钱	制没药一钱五分	川芎一钱五分	赤苓一钱五分
炒延胡索二钱	炒川楝子二钱	桃仁霜二钱	益母草三钱

2剂

三诊：产后9日，少腹左侧掣痛已减，胃纳略见好转。气血未调，治以调和气血为主。

处方

紫丹参三钱	带心连翘三钱	炒黄芩一钱五分	白全归三钱
明乳香一钱	制没药一钱	湖丹皮一钱五分	川芎一钱五分
炒延胡索二钱	川楝子二钱	赤苓三钱	茺蔚子三钱

2剂

四诊：产后弥月，恶露尚未清净，午时后微觉形寒，脘腹饱胀，脉来软大带数。外感而兼食积。

处方

酒炒当归三钱	桂枝四分	炒白芍一钱五分	枳壳一钱
炒白术三钱	白蒺藜三钱	炒柴胡八分	青蒿二钱
秦艽一钱五分	炒荆芥一钱五分	六神曲三钱	广陈皮一钱五分
云苓三钱	鸡内金三钱	益母草三钱	

2剂

案 6

金某某，女，34岁。

初诊：1959年10月13日。产后2日，气血未调，少腹有形阵痛。瘀阻气滞，不通则痛，如《黄帝内经》所谓“通则不痛”，治以温通。

处方

白全归三钱	川芎一钱五分	上官桂六分	炒赤芍一钱五分
酒炒怀牛膝三钱	制香附三钱	炒延胡索二钱	醋炒五灵脂三钱
炒细青皮一钱五分	桃仁霜二钱	炒楂肉二钱	益母草三钱
九香虫十四只			

2剂

案 7

赵某某，女，28岁。

初诊：1959年11月17日。产后初日，少腹有形攻痛。名儿枕痛，乃瘀阻胞宫，不通则痛，拟加减生化汤。

处方

白全归三钱	川芎一钱五分	炒赤芍一钱五分	酒炒怀牛膝三钱
制香附三钱	炒延胡索二钱	醋炒五灵脂二钱	泽兰二钱
淡吴茱萸五分	桃仁泥二钱	焦山楂二钱	炒细青皮一钱五分
益母草三钱			

2剂

案 8

陈某某，女，28岁。

初诊：1959年11月17日。产后5日，恶露不多，小腹拘痛，艰以转侧，上扰胃部，便溏，口腻，苔厚白。类似湿食交阻，气血失调。

处方

紫丹参三钱	枳壳一钱	炒白术二钱	白全归三钱
川芎一钱五分	制香附三钱	炒延胡索二钱	醋炒五灵脂三钱
炒怀牛膝三钱	小茴香一钱	炒薏苡仁四钱	炒神曲三钱
青陈皮各一钱五分	益母草三钱	红花一钱五分拌丝瓜络三寸	

2剂

二诊：产后6日，恶露渐行，腰腹胁部刺痛，艰以转侧，形寒发热，脉来数涩。瘀血内阻，治拟化瘀生新。

处方

紫丹参三钱	白全归四钱	炒赤芍三钱	炒荆芥三钱
制香附三钱	炒延胡索三钱	制乳香一钱五分	川芎一钱五分

桃仁霜二钱	泽兰二钱	杜红花三钱	益母草三钱
2 剂			

三诊：复诊脉来软缓，得汗后腹胁痛势和缓，已能运动，可以转侧。外感已解，产后血气未调，治以上章加减。

处方

紫丹参三钱	白全归三钱	炒白芍一钱五分	白蒺藜二钱
制香附三钱	炒延胡索二钱	炒细青皮一钱五分	泽兰二钱
炒枳壳一钱五分	广陈皮一钱五分	制乳香一钱	茺蔚子三钱
2 剂			

第五节　产后痉病

《金匮要略·妇人产后病脉证并治》说："问曰：新产妇人有三病，一者病痉，二者病郁冒，三者大便难，何谓也？师曰：新产血虚，多汗出，喜中风，故令病痉；亡血复汗，寒多，故令郁冒；亡津液，胃燥，故大便难。"此乃产后亡血伤津而致各种病症，治拟补益气血、养阴生津为本，兼以辨证论治。

产后痉病，是指产后出现颈项强直，痉挛抽搐，甚至角弓反张。相当于现代产后破伤风、产后子痫、产褥感染以及血虚不荣筋脉的抽搐等。多由新产气血亏耗，卫外不固，感受外邪引动肝风而见痉。心肝血虚，筋脉失于濡养，加有宿瘀，蒙蔽清窍，故有痉厥迭发，属重危之症。治拟养血扶正，佐以清热息风镇痉为主。

案 1

马某某，女，19岁。

初诊：1959 年 12 月 20 日。分娩一胎双胞，产后 16 日，临盆时曾 2 次子痛，产后大出血，产后有晕厥 12 次。刻诊脉象细数弦，舌尖赤、苔粗白，胸胁痞闷，热势不退，恐另有变迁。

处方

紫丹参三钱	川芎一钱五分	炒白芍三钱	带心连翘三钱
炒黄芩一钱五分	白蒺藜二钱	青龙齿三钱	茯神木三钱
湖丹皮一钱五分	钩藤三钱	青蒿梗三钱	制香附三钱
鸡内金三钱	生甘草八分		

3 剂

第六节　产后郁冒

郁冒，即头目眩晕、胸闷作呕，甚至不省人事等证。多因产后气血亏虚，尤见阴血亏虚，血虚则不能养肝，肝体阴而用阳，血虚则肝阳上越，郁久化火，风阳上扰，清窍失养，发为眩晕、胸闷等。“治风先养血，血行风自灭”，治以益气养血、滋阴息风，使气血充盈，气血运行。故养血以息肝，此时用药当慎用辛温。

案 1

沈某某，女，31岁。

初诊：1959年7月18日。初产，产后弥月，头晕目眩，即产后三大病之一，古名郁冒，近日尚觉头晕腰酸，脉象软缓。治以潜养之品。

处方

炒归身三钱	炒白芍三钱	土炒白术二钱	蛤粉炒阿胶三钱
盐水炒绵杜仲三钱	川断肉三钱	炒枸杞子三钱	炒细生地四钱
牡蛎四钱	炙甘草一钱	甘菊一钱五分拌女贞子三钱	怀牛膝三钱

5剂

案 2

虞某某，女，39岁。

初诊：1959年7月24日。流产14日，恶露已止，带多，肝阴下亏，风阳上亢，头晕似醉，耳鸣似蝉，心悸失眠，脉象软滞。

处方

猪心血炒紫丹参三钱	蛤粉炒生地四钱	阿胶珠三钱	白归身二钱
盐水炒绵杜仲三钱	川断肉三钱	炒枸杞子三钱	炒白芍二钱
紫石英四钱	炙甘草二钱	煅石决明五钱	广陈皮一钱五分
砂仁壳一钱五分			

7剂

二诊：诸恙告退，流产后气血两虚未复，脉象软滞，舌净。《黄帝内经》云“虚者补之”，治以培养之法。

处方

西潞党参三钱　土炒白术二钱　炒归身二钱　白蒺藜三钱
盐水炒绵杜仲三钱　川断肉三钱　广陈皮一钱五分　炒白芍二钱
带皮苓三钱　炙甘草一钱　炒谷芽三钱　缩砂仁一钱
红枣八个
6剂

案3

张某某，女，25岁。

初诊：1959年9月16日。产后大出血，面色萎黄，眩晕，加以泄泻次密，已见水液亏虚，脉来软细，《黄帝内经》云“虚者补之”。

处方

潞党参三钱　盐水炙绵芪三钱　白归身二钱　煅石决明六钱
盐水炒绵杜仲三钱　川断肉三钱　炒白芍二钱　淮小麦三钱
煅牡蛎四钱　炙甘草一钱　炒谷芽三钱　穞豆衣三钱
糯稻根须一两
6剂

案4

袁某某，女，25岁。

初诊：1959年11月1日。产后2个月，瘀血复行，并无腹痛，倦怠乏力，头晕目眩，脉象软弱。肝肾两虚，摄纳失司。

处方

蛤粉炒生地四钱	阿胶珠三钱	炒白芍二钱	炒归身二钱
煅牡蛎四钱	川断肉三钱	炒丹皮一钱五分	炙甘草一钱
茺蔚子三钱	炙龟甲三钱	醋炒乌贼骨三钱	血余炭一钱五分
3剂			

二诊：投以补摄，恶露已净，微有形寒，疲倦异常，脉仍软弱。产后肝肾两虚，治以培养。

处方

蛤粉炒生地四钱	炒归身一钱五分	焦白芍二钱	炒荆芥一钱五分
盐水炒绵杜仲三钱	川断肉三钱	狗脊片三钱	炒谷芽三钱
云苓三钱	广陈皮一钱五分	炙甘草六分	醋炒乌贼骨三钱
5剂			

第七节　产后大便难

产后大便难多因产后阴血亏虚，津液干涸，大便燥结，或气虚无力排便而致。治拟滋阴养血，兼以益气，以调和胃气、润燥通便，血足则肠胃津液自生，但切不可纯用寒凉，以致寒瘀互结，变生他病。

产后大便难，世人均谓小疾，不予重视，且便难者更衣时易摒气努便，轻则脱肛，重则子宫脱垂等变生顽疾。故诊疗时必问大便，切莫轻怠。

案 1

吴某某，女，27岁。

初诊：1959 年 4 月 21 日。后重大便不畅，起于客冬产后，脉来软滞，舌淡、苔薄白。此脾失健运，拟健脾助运。

处方

西潞党参三钱　盐水炙绵芪三钱　柴胡一钱五分　炒白芍二钱
酒炒当归二钱　盐水炒绵杜仲三钱　川断肉三钱　制香附三钱
炙升麻一钱五分　广陈皮一钱五分　炙甘草一钱　云苓三钱
醋炒乌贼骨三钱
4 剂

二诊：肛门重滞，便溏不畅，脉来软大。《黄帝内经》云“陷者举之”，再拟升补之品。

处方

潞党参三钱　土炒白术二钱　白归身二钱　炒白芍二钱
煨葛根二钱　川断肉三钱　广陈皮一钱五分　炙升麻二钱
云苓三钱　炙甘草一钱　焦川柏一钱五分　炙绵芪三钱
6 剂

案 2

张某某，女，40岁。

初诊：1959 年 6 月 11 日。产后便干，肝肾阴亏，肠燥脾约，脉来沉涩，舌苔微黄。拟方养营助运法。

处方

炒细生地四钱	油当归三钱	炒白芍一钱五分	白蒺藜二钱
盐水炒知母三钱	炒细青皮一钱五分	广陈皮一钱五分	池菊二钱
蜜炙枳壳二钱	云苓三钱	炒谷芽三钱	

6剂

案3

沈某某，女，43岁。

初诊：1959年7月21日。产后1个月，瘀止，尚有腹痛，大便不实，后重不畅，脉象沉滞，苔白。此湿留中焦，腑气失调，拟调运。

处方

制川朴一钱	枳壳一钱	炒白术二钱	炒当归三钱
川芎一钱五分	煨木香一钱五分	广陈皮一钱五分	炒细青皮一钱五分
炒槟榔二钱	炒延胡索二钱	川楝子二钱	焦六曲三钱
砂仁一钱			

3剂

案4

陈某某，女，31岁。

初诊：1959年7月25日。产后3日，瘀血不多，大便燥结，脉来软大而滞，舌苔白腻。胎前积湿，产后营虚肠燥。

处方

紫丹参三钱	湖丹皮一钱五分	白全归三钱	川芎一钱五分
制香附三钱	炒延胡索二钱	炒细青皮一钱五分	益母草三钱
蜜枳壳三钱	柏子仁一钱五分	生甘草一钱	火麻仁三钱

2剂

案5

曾某某，女，24岁。

初诊：1959年8月28日。便溏转为燥屎，临便肛痛带血，白带绵绵。产后阴虚，乳子消耗，治以清养之法。

处方

油当归三钱	炒白芍二钱	生地四钱	炒黄芩一钱五分
煅牡蛎四钱	川断肉三钱	炒丹皮一钱五分	仙鹤草三钱
蜜炙枳壳三钱	炒白薇二钱	生甘草一钱	火麻仁三钱

3剂

二诊：产后两月余，哺乳，经水即行，腰痛，五心灼热。阴虚营分伏热，血热则妄行，治以清摄之法。

处方

蛤粉炒生地四钱	阿胶珠三钱	炒白芍二钱	茺蔚子三钱
炒黄芩三钱	煅牡蛎四钱	川断肉三钱	醋炒乌贼骨三钱
炒丹皮一钱五分	炙龟甲三钱	白薇二钱	生甘草八分

4剂

三诊：乳子肝肾阴虚，热自内生，经漏虽止，五心灼热未退，时觉腰痛带下，脉象软细。拟清养。

处方

蛤粉炒生地四钱	炒白芍二钱	炒黄芩二钱	石决明四钱
盐水炒绵杜仲三钱	川断肉三钱	青蒿梗三钱	阿胶珠三钱
炒丹皮一钱五分	白薇二钱	生甘草一钱	醋炒乌贼骨三钱

3剂

案6

徐某某，女，31岁。

初诊：1959年11月7日。产后阴液下亏，风扬上扰，下则大便燥结，上有头晕耳鸣，脉沉小带数。治以清潜。

处方

生地四钱	油当归三钱	炒白芍一钱五分	白蒺藜二钱
盐水炒绵杜仲三钱	川断肉三钱	湖丹皮一钱五分	池菊二钱
蜜炙枳壳三钱	郁李肉一钱五分	柏子仁一钱五分	火麻仁三钱
冬桑叶三钱			

4剂

第八节　产后多汗

产后伤血，气随血耗，气血两脱，卫阳不固，腠理不实，感受风邪，阳不敛阴，阴津外泄，则汗出多不能自止，治以气血双补，益气固表止汗。如用人参“急补其气以生血”而大补元气，配生熟地“补阴血之中行补气之法”而填补肾精，使气血同生，正足而邪自出。

案 1

孙某某，女，25岁。

初诊：1959 年 9 月 28 日。产后 23 日，乳少，恶露不多，动则汗多，气急而喘不能平卧，又难运动，寤寐不安。肾虚不纳，肝虚阳亢，难治。

处方

炒熟地四钱	炒白芍三钱	盐水炒北五味子一钱五分	怀牛膝三钱
龙齿骨各二钱	煅牡蛎八钱	炒枸杞子三钱	淮小麦三钱
灵磁石八钱	陈萸肉一钱五分	炙甘草一钱	胡桃（敲）二枚
3 剂			

二诊：气喘渐平，动则汗多依然如前，病起初产 20 余日。此乃肾阴下亏，肝阳上亢，治拟上章加入平潜。

处方

炒生地四钱	生白芍三钱	淡鳖甲八钱	怀牛膝三钱
龙齿骨各三钱	煅牡蛎八钱	炒枸杞子三钱	盐水炒北五味子一钱五分

炙当归八钱	淮小麦三钱	炙甘草一钱	紫石英一两
别直参三钱（另炖）			

2剂

三诊：产后弥月，乳少，瘀未清净，气喘略平，汗少，胸闷，肝肿压痛，脉软滞。更拟调和肝胃。

处方

太子参四钱	炙紫苏子一钱五分	盐水炒北五味子一钱五分	珍珠母八钱
竹沥半夏三钱	化橘红一钱五分	旋覆花三钱	代赭石四钱
炒白芍三钱	紫石英四钱	平地木三钱	浮小麦三钱

4剂

第九节　产后虚热

产后虚寒多见，虚热亦常有。产后血室空虚，耗阴损营，治当养阴清热。常以生地、淡鳖甲、丹皮等取其养阴清热凉血之意；当归、白芍养血扶正，银柴胡、青蒿梗等透热外达，如有热象亦不可过用苦寒。

案1

张某某，女，24岁。

初诊：1959年6月24日。产后营虚未复，乳汁津液消耗，日晡潮热，五心灼热，盗汗，面色萎黄，脉象滞数。治以清养。

处方

炒生地四钱	炒白芍二钱	淡鳖甲四钱	炒归身二钱
银柴胡一钱五分	青蒿梗二钱	淮小麦三钱	煅牡蛎四钱
炙甘草一钱	茯神三钱	穞豆衣三钱	地骨皮三钱
砂仁壳一钱五分			

4剂

二诊：盗汗已止，五心灼热未退，脉象软细。产后阴虚未复，虚热自生，再拟清养之法。

处方

炒生地四钱	炒白芍三钱	淡鳖甲四钱	煅石决明四钱
银柴胡一钱五分	青蒿梗三钱	地骨皮三年	炒归身三钱
茯神三钱	炙甘草一钱	焙池菊三钱	冬桑叶三钱

4剂

三诊：产后肝肾阴虚，汗多，津液消耗，五心灼热，口燥，心悸腰痛，脉来软细。再拟清养之品。

处方

北沙参三钱	炒细生地四钱	淡鳖甲三钱	炒白芍二钱
银柴胡一钱	青蒿梗二钱	知母二钱	炒归身二钱
茯神三钱	炙甘草一钱	炒谷芽四钱	穞豆衣三钱

6剂

四诊：叠投清养，诸恙告退，口燥头晕、心悸腰酸等未愈。总属产后肝肾阴虚，再拟清养之法。

处方

炒细生地四钱	炒归身二钱	淡鳖甲三钱	煅石决明四钱
盐水炒绵杜仲三钱	川断肉三钱	青蒿梗二钱	炒白芍二钱
盐水炒知母一钱五分	炙甘草一钱	炒谷芽三钱	穞豆衣三钱

4 剂

案 2

吴某某，女，42岁。

初诊：1959 年 10 月 21 日。自觉身热而脉不数，口燥而不渴，溺赤便燥，舌边尖绛，产后 11 日，恶露不多，微有腹痛。属阴虚液涸证，拟清养。

处方

细生地四钱	湖丹皮一钱五分	淡鳖甲三钱	紫丹参三钱
青蒿梗二钱	银柴胡一钱	知母一钱五分	池菊二钱
蜜炙枳壳三钱	火麻仁三钱	生甘草一钱	郁李肉二钱

4 剂

案 3

花某某，女，28岁。

初诊：1959 年 11 月 8 日。产后弥月恶露尚未清净，肝肾阴虚，虚热内扰，心火内动，津液外溢，盗汗，五心灼热。治以清摄。

处方

紫丹参三钱　炒生地四钱　炒白芍三钱　淡鳖甲四钱
煅牡蛎四钱　青龙齿三钱　炒枣仁三钱　淮小麦三钱
盐水炒北五味子二钱　辰砂五分拌茯神三钱　青蒿梗二钱　生甘草一钱
柏子仁一钱五分
4剂

第十节　产后恶露不尽

产后恶露不尽，多瘀阻胞宫，冲任失司，故治拟祛瘀生新为主；若产后阴血骤虚、瘀阻不去，郁久化热，治拟养阴清热、养血活血、固摄冲任；亦有气血虚弱、胞宫复旧无力，拟健脾补气固摄。

案1

郭某某，女，40岁。

初诊：1959年4月13日。产后40日，恶露未净，腰酸头晕，脉象软大。产后气血虚弱，拟平补气血、养血固冲。

处方

蛤粉炒生地四钱　炒白芍二钱　炒归身二钱　潞党参三钱
煅龙骨三钱　煅牡蛎四钱　川断肉三钱　阿胶珠三钱
川柏炭一钱五分　炙龟甲三钱　炙甘草八分　醋炒乌贼骨三钱
棕皮炭三钱
3剂

案 2

盛某某，女，26岁。

初诊：1959 年 6 月 14 日。产后月余，红白淋漓未除，腹痛便溏，腰痛头晕，脉来软缓，舌苔白腻。脾肾两虚，兼感霉湿。

处方

土炒白术三钱	炒怀山药三钱	炒归身二钱	蛤粉炒阿胶三钱
煅牡蛎四钱	川断肉三钱	炙甘草一钱	炒白芍二钱
炒薏苡仁四钱	焦六曲三钱	炒谷芽三钱	醋炒乌贼骨
砂仁壳五分			

4 剂

二诊：产后两月，红止转白，白而复红，迄今未住，头晕腰酸，疲倦肢软，脉象软缓，舌苔白腻。湿热下注，胞脉失调，治以上章加减。

处方

炒细生地四钱	炒归身二钱	炒白芍二钱	蛤粉炒阿胶三钱
煅牡蛎四钱	川断肉三钱	怀山药三钱	炒白术二钱
云苓三钱	焦川柏一钱五分	川萆薢三钱	醋炒乌贼骨三钱
茺蔚子三钱			

6 剂

案 3

吕某某，女，19岁。

初诊：1959 年 8 月 21 日。产后月余，瘀止复行，脉象软滞，舌苔微黄白腻。瘀热内阻、瘀阻胞宫，复夹湿邪内滞，胞脉失调，治拟凉血清热、化瘀生新。

处方

炒当归三钱　炒白芍二钱　炒黄芩二钱　炒细生地四钱
煅牡蛎四钱　川断肉三钱　炒丹皮一钱五分　川芎一钱五分
赤苓三钱　炙龟甲四钱　炙甘草八分　茺蔚子三钱
血余炭一钱
3 剂

二诊：瘀止复行，脉象濡缓，舌苔粗白黄。产后 40 日，瘀血未尽，再拟上章出入。

处方

蛤粉炒阿胶三钱　炒细生地四钱　炒白芍二钱　炒黄芩二钱
煅牡蛎四钱　川断肉三钱　炒丹皮一钱五分　焦川柏一钱五分
炙龟甲三钱　白薇二钱　生甘草八分　茺蔚子三钱
3 剂

三诊：产后 40 余日，恶露止而复行，叠投清摄，脉象软缓，舌苔白腻。治拟上章出入。

处方

炒归身二钱　炒白芍一钱五分　炒黄芩一钱五分　白蒺藜二钱
煅牡蛎四钱　川断肉三钱　广陈皮一钱五分　生薏苡仁四钱
赤苓三钱　盐水炒川柏一钱五分　川萆薢三钱　白莲须三钱
5 剂

案 4

金某某，女，24岁。

初诊：1959 年 8 月 26 日。产后劳损，阴虚营热，血溢脉外，约制无权，以致产后恶露淋漓，百余日未净，脉沉而大。治以潜养。

处方

生地四钱　炒白芍二钱　炒黑芩二钱　蛤粉炒阿胶三钱
煅牡蛎四钱　川断肉三钱　炒丹皮一钱五分　生甘草八分
盐水炒川柏一钱五分　白薇二钱　炙龟甲四钱　醋炒乌贼骨三钱
茺蔚子三钱
6 剂

案 5

张某某，女，23岁。

初诊：1959 年 10 月 5 日。产后 40 日，恶露尚未清净，近日旺而色紫，脉来沉大带数。阴虚营热，治以清摄。

处方

蛤粉炒生地四钱　阿胶珠三钱　炒白芍二钱　黄芩炭一钱五分
煅牡蛎四钱　川断肉三钱　制香附三钱　海螵蛸三钱
棕榈炭三钱　川柏炭一钱五分　炙龟甲四钱　生甘草八分
茺蔚子三钱
3 剂

案 6

陈某某，女，24岁。

初诊：1959 年 12 月 7 日。弥月恶露未净，腰胁酸痛，脘腹胀满，脉来软大。瘀阻胞宫，冲任失司，治拟祛瘀生新。

处方

紫丹参三钱	上官桂三分	炒白芍一钱五分	怀牛膝三钱
制香附三钱	炒延胡索二钱	炒青皮一钱五分	川芎一钱五分
制乳没各一钱五分	桃仁霜二钱	炒楂肉二钱	益母草三钱

2 剂

二诊：投以祛瘀生新之剂，瘀已净，腰痛未除，中脘作胀，脉象软大。产后气血未调，拟以上章出入。

处方

酒炒当归三钱	川芎一钱五分	制川朴一钱	白蒺藜二钱
盐水炒绵杜仲三钱	川断肉三钱	制作香附三钱	炒细青皮一钱五分
六神曲三钱	蜜炙枳壳三钱	广陈皮一钱五分	白蔻壳一钱

3 剂

第十一节　产后身痛

产后气血骤脱、百脉空虚，血虚不能滋养经络，不荣则痛，治拟补益气血，滋养筋脉；且产后损伤脉络，瘀血痹阻，不通则痛，故易引起周身肢体关节疼痛，屈伸不利，治拟扶正祛邪、养血活血、化瘀通络。亦有产后肝肾不足，筋脉失养，治拟补益肝肾、舒筋通络。

案 1

钱某某，女，47岁。

初诊：1959 年 5 月 9 日。产后 12 日，分娩大出血，起居不慎，外感乘侵，虽有冷热，左腿髂外侧，酸痛异常，艰以转侧，脉象软大，方拟和营蠲痛、通络涤痰为主。

处方

紫丹参三钱	白全归三钱	怀牛膝三钱	炒赤芍三钱
明乳香二钱	制没药二钱	炙甲片三钱	川芎二钱
姜半夏一钱五分	橘红络各一钱五分	延胡索三钱	红花一钱五分拌丝瓜络三寸

2 剂

二诊：产后 20 日，恶露已净，胃纳渐复，唯左退酸痛，步履维艰，脉来软大，拟方宣蠲。

处方

细生地四钱　白全归三钱　炒赤芍二钱　怀牛膝三钱
明乳香一钱五分　制没药一钱五分　炙甲片二钱　川芎一钱五分
络石藤三钱　伸筋草三钱　红花一钱五分拌丝瓜络三寸　火桑枝一尺
3 剂

案 2

陆某某，女，35岁。

初诊：1959 年 5 月 25 日。产后血虚，乳子液耗，腰痛如折，头晕如醉，乃下虚上盛之象，脉象软大。治以补肾强腰，兼以潜养。

处方

炒生地四钱　白归身二钱　炒白芍三钱　煅石决明六钱
盐水炒怀牛膝三钱　盐水炒绵杜仲三钱　川断肉三钱　白蒺藜三钱
池菊一钱五分　女贞子三钱　广陈皮一钱五分　炙甘草八分
冬桑叶三钱
5 剂

案 3

姚某某，女，30岁。

初诊：1959 年 6 月 8 日。产后 2 个月，腰脊酸痛，脉来软细。产后肝肾两虚，经络不疏，治拟补益肝肾、疏经通络。

处方

全当归三钱	紫丹参三钱	炒白芍一钱五分	怀牛膝三钱
盐水炒绵杜仲三钱	川断肉三钱	制香附三钱	上官桂四分
明乳香一钱五分	制没药一钱五分	酒炒地鳖虫四钱	红花一钱五分拌丝瓜络三寸

6剂

二诊：腰脊酸痛，缓而未愈，带下绵绵，脉象软细。产后肝肾阴亏，气血不和，治以上章加减。

处方

酒炒当归三钱	炒白芍二钱	盐水炒怀牛膝三钱	川芎一钱五分
煅牡蛎四钱	川断肉三钱	狗脊片三钱	制香附三钱
制乳没各一钱五分	酒炒地鳖虫四钱	川萆薢三钱	白莲须二钱

6剂

案4

张某某，女，36岁。

初诊：1959年12月18日。产后营阴亏虚，龈浮腰痛。关节酸麻。此气血虚弱，络脉失养，治拟清养和络之法。

处方

细生地四钱	酒炒当归三钱	桂枝四分	炒白芍一钱五分
川芎一钱五分	盐水炒绵杜仲三钱	川断肉三钱	桑寄生三钱
淡秦艽一钱五分	生薏苡仁四钱	大豆卷三钱	炙甘草一钱

红花一钱	拌丝瓜络三寸火桑枝七寸	杨柳枝七寸	

4剂

第十二节　产后子户肿痛

产后子户肿痛为分娩时损伤外阴而至肿痛。产后血虚易感，夹湿热外侵，郁而化热，瘀热互结，而致肿痛。治拟扶正祛邪，养血活血，兼清湿热，消肿散瘀。

案1

沈某某，女，22岁。

初诊：1959年5月7日。产后9日，恶露不多，小腹左侧疼痛，子户肿痛，起坐则痛，脉来软大沉数，积瘀阻气，治拟活血通络。

处方

紫丹参三钱	白全归三钱	上官桂四分	炒赤芍一钱五分
川芎一钱五分	制香附三钱	炒延胡索二钱	炒细青皮一钱五分
泽兰二钱	制乳没各一钱五分	桃仁霜二钱	赤苓三钱
益母草三钱	九香虫十四只		

2剂

案 2

孙某某，女，25岁。

初诊：1959 年 6 月 1 日。产后 1 个月，外阴红肿疼痛，脉象软大，据述病起胎前，调治殊为费手。

处方

生地四钱	湖丹皮一钱五分	炒黄芩一钱五分	炒白芍一钱五分
明乳香一钱五分	制没药一钱五分	黑山栀三钱	金银花三钱
甘草梢一钱	炒川柏一钱五分	赤苓三钱	益元散四钱

3 剂

二诊：外阴部红肿渐退，痛势亦减，腰痛偏右，脉来软大，产后肝肾两亏。

处方

生地四钱	湖丹皮一钱五分	炒白芍一钱五分	炒黄芩一钱五分
盐水炒绵杜仲三钱	川断肉三钱	制香附三钱	炒细青皮一钱五分
赤苓三钱	盐水炒川柏一钱五分	川萆薢三钱	甘草梢八分

3 剂

案 3

马某某，女，25岁。

初诊：1959 年 9 月 22 日。产后 11 日，恶露减少，白带如注，子户肿痛，临溲痛甚，艰以坐立，脉来软大带数。产后正虚，复夹湿热下注，治拟养血扶正、清化湿热。

处方

紫丹参三钱	湖丹皮一钱五分	炒白芍二钱	炒黄芩二钱
带心连翘三钱	金银花叶三钱	益元散四钱	炒川柏一钱五分
制乳没各一钱五分	甘草梢一钱	赤苓三钱	紫花地丁三钱

2剂

二诊：子户红肿渐消，疼痛亦缓，白带已住，脘沸亦舒，乃转折之象。治拟上章增减，所谓效不更方。

处方

紫丹参三钱	细生地四钱	炒白芍一钱五分	炒黄芩一钱五分
六一散四钱	金银花叶三钱	湖丹皮一钱五分	川萆薢三钱
云苓皮三钱	制乳没各一钱五分	甘草梢一钱	绿豆衣三钱

3剂

案4

姚某某，女，24岁。

初诊：1959年11月2日。产后6日，子户肿痛，大便秘结，脉来细数，舌苔白腻。胎前积湿，产后创伤，拟清理。

处方

紫丹参三钱	带心连翘三钱	炒黄芩一钱五分	赤苓三钱
银柴胡一钱	青蒿梗三钱	湖丹皮二钱	蜜炙枳壳三钱
明乳香一钱五分	制没药一钱五分	甘草梢一钱	火麻仁三钱

2剂

二诊：子户肿炎渐退，痛势已减，脉象濡缓，舌苔微灰，产后 8 日，恶露不多，治以上章出入。

处方

紫丹参三钱	湖丹皮一钱五分	连翘壳三钱	炒黄芩一钱五分
明乳香一钱五分	制没药一钱五分	泽兰二钱	制香附三钱
赤苓三钱	甘草梢一钱	紫花地丁三钱	川萆薢三钱

3 剂

案 5

马某某，女，22岁。

初诊：1959 年 11 月 18 日。产后弥月，玉门肿痛，带水淋漓，脉沉带数，舌苔薄白。治以清理。

处方

紫丹参三钱	连翘壳三钱	炒黄芩一钱五分	野菊花三钱
湖丹皮一钱五分	黑山栀三钱	紫花地丁三钱	赤苓三钱
炒川柏一钱五分	金银花三钱	益元散四钱	甘草梢一钱

3 剂

案 6

姚某某，女，25岁。

初诊：1959 年 12 月 2 日。顺产 21 日，恶露不多，带多，外阴掣痛，艰以步履，不便转侧，脉象沉滞，右部带数。以调和气血为先。

处方

全当归三钱　上官桂四分　炒赤芍一钱五分　炒怀牛膝三钱
川芎一钱五分　明乳香一钱五分　制没药一钱五分　桃仁霜三钱
泽兰二钱　炒延胡索二钱　茺蔚子三钱　川萆薢三钱
红花一钱五分拌丝瓜络三寸
3剂

第十三节　产后腹痛

产后腹痛，血虚也。产后气血虚弱，血脉空虚，风寒湿之邪易乘虚而入，气机失调，脉络痹阻而致腹痛，可表现为腹中绵绵作痛，气血郁滞则表现为腹痛且胀。治拟养血补虚散寒、行气活血止痛，佐以健脾化湿。

案1

周某某，女，24岁。

初诊：1959年4月20日。产后月余，腹痛有形梗动，其痛作胀在肚脐，上至中脘，脉象软滞。血虚气质，肝脾不和。

处方

酒炒当归三钱　上官桂八分　炒白芍一钱五分　炒枳壳一钱五分
炒白术二钱　川芎一钱五分　制香附三钱　炒延胡索二钱
炒细青皮一钱五分　淡吴茱萸六分　炒川楝子二钱　焦六曲三钱
炮姜八分　九香虫十四只
3剂

案 2

王某某，女，24岁。

初诊：1959 年 6 月 9 日。腰酸少，腹隐痛，腿酸、胃钝、盗汗，脉象软缓，舌苔薄腻。胎前伏邪，产后阴亏，养阴助湿，利湿伤阴，调制非易。

处方

紫丹参三钱	枳壳一钱	炒白术二钱	炒白芍二钱
白归身二钱	煅牡蛎四钱	川断肉三钱	制香附三钱
淮小麦三钱	云白苓三钱	广陈皮一钱五分	炒谷芽三钱
茺蔚子三钱			

3 剂

二诊：诸恙告缓，胃钝脘痛，便溏腹痛。产后营虚，霉令湿邪用事，先以健脾化湿，次计培补。

处方

酒炒当归三钱	桂枝四分	炒白芍一钱五分	枳壳一钱
炒白术二钱	白蒺藜二钱	盐水炒绵杜仲三钱	川断肉三钱
广陈皮一钱五分	制香附三钱	焦六曲三钱	云苓三钱
炒谷芽三钱	缩砂仁八分		

3 剂

第十四节　产后虫症

虫积于内，必先驱之，常用乌梅丸、化虫丸驱虫，中药驱虫而不伤正，虫去后扶正，继以补益和运之法以善后。

案 1

朱某某，女，37岁。

初诊：1959 年 4 月 14 日。流产半月，瘀血尚有，脘腹疼痛，痛时有形，脉细滞。治以驱虫之法。

处方

炒川楝子二钱	炒延胡索二钱	乌梅肉一钱五分	炒川椒六分
制香附三钱	炒槟榔一钱五分	炒细青皮一钱五分	白全归三钱
川芎一钱五分	使君肉三钱	胡黄连八分	茺蔚子三钱

1 剂

案 2

程某某，女，20岁。

初诊：1959 年 7 月 24 日。上方乌梅丸合化虫丸加减，曾下蛔虫数十条，腹痛已止，倘执产后 7 日，瘀阻腹痛之成方治之而不除虫，痛必不止，所谓医者意也，不可以死法而治活病。

处方

白全归三钱	川芎一钱五分	制川朴一钱	白蒺藜二钱
姜半夏一钱五分	青陈皮各一钱五分	制香附三钱	炒延胡索二钱
云苓三钱	大豆卷三钱	炒枳壳一钱五分	茺蔚子三钱

4剂

案 3

王某某，女，32岁。

初诊：1959 年 8 月 15 日。产后阴虚，不言可知，腹痛有形梗动，纳后饱胀。此乃虫积于内，运化失司，先拟驱虫，后继调运。

处方

胡黄连一钱	制川柏一钱	炒川椒八分	乌梅肉一钱五分
金铃子二钱	延胡索二钱	使君肉三钱	广陈皮一钱五分
生枳壳二钱	鹤虱一钱五分	花槟榔三钱	生姜三片

3剂

案 4

王某某，女，32岁。

初诊：1959 年 8 月 15 日。投以驱虫之剂，曾下蛔虫 10 余条，腹痛腰痛均住，胃钝，五心热。产后阴虚，况炎暑未退，滋腻难投。

处方

白全归二钱	炒白芍二钱	紫丹参三钱	白蒺藜二钱
盐水炒绵杜仲三钱	川断肉三钱	广陈皮一钱五分	制香附三钱
青蒿梗三钱	湖丹皮一钱五分	淡甘草八分	砂仁壳一钱

5 剂

第十五节　产后乳痛

产后乳汁壅积，泌乳不畅，瘀而化热，或见肝气瘀滞，肝经瘀热，热伤乳络，而致红肿疼痛。治拟清热化瘀通络。

案 1

倪某某，女，24岁。

初诊：1959 年 6 月 28 日。左乳房红肿胀痛，脉象沉数。此阴虚营热，治以清散之法。

处方

扁石斛三钱	柴胡八分	炒白芍一钱五分	炒黄芩三钱
紫丹参三钱	王不留行二钱	蒲公英三钱	制甲片二钱
炒麦芽三钱	湖丹皮二钱	黑山栀三钱	生甘草一钱
橘叶二十片			

3 剂

第十六节　产后心悸

产后营血亏虚，心血不足，阴不敛阳，心神失养，而心悸肉瞤。治拟养血宁心、潜阳安神为主。

案 1

李某某，女，32岁。

初诊：1959 年 4 月 20 日。流产月余，倦怠乏力肢酸，心悸，脉象软细。阴虚夹湿，养阴除湿，利湿伤阴，调治非易。

处方

紫丹参三钱	白归身二钱	炒白芍二钱	白蒺藜二钱
盐水炒杜仲三钱	川断肉三钱	广陈皮一钱五分	秦艽一钱五分
云苓三钱	茯神三钱	大豆卷三钱	生薏苡仁四钱
佩兰叶一钱五分			

3 剂

二诊：流产后 1 月余，倦怠乏力肢酸，心悸，脉象软缓。营虚气滞，肝胃不和，治以调养之法。

处方

紫丹参三钱	白归身二钱	桂枝四分	炒白芍二钱
白蒺藜三钱	制香附三钱	炒细青皮一钱五分	广陈皮一钱五分
秦艽一钱五分	炒枳壳一钱五分	六神曲三钱	炒谷芽三钱
白蔻壳一钱	红枣六个	生姜三片	

3 剂

案 2

章某某，女，30岁。

初诊：1959 年 12 月 10 日。产后血虚未复，肝胃气滞，心悸肉瞤，胸胁滞闷，脉来软大，治以调养。

处方

紫丹参三钱	白归身二钱	炒白芍二钱	白蒺藜二钱
盐水炒绵杜仲三钱	川断肉三钱	制香附三钱	青木香一钱五分
六神曲三钱	青陈皮各一钱五分	合欢皮三钱	绿萼梅一钱
佛手片一钱五分			

5 剂

二诊：产后 1 月余，营虚未复，筋跳肉瞤，心悸胸闷，脉来软细，再拟调养。

处方

紫丹参三钱	白归身二钱	炒白芍二钱	阿胶珠三钱
龙齿三钱	茯神木二钱	甘枸杞子三钱	焙池菊一钱五分
细生地四钱	炙甘草一钱	鸡血藤三钱	佛手一钱五分

5 剂

三诊：产后营阴消耗，经络失养，以致肉瞤筋跳，心悸咽燥，便艰，舌光，脉软，再以清养之品。

处方

大生地四钱	白归身二钱	炒白芍二钱	紫丹参三钱
青龙齿三钱	茯神木三钱	炒枣仁三钱	阿胶珠三钱
甘枸杞子三钱	炙甘草一钱	带心麦冬二钱	柏子仁三钱

5剂

四诊：叠投甘柔毓阴，佐以宁神，心悸、肉瞤、筋惕等症告缓。总属产后营虚未复，再以柔养。

处方

大生地四钱	白归身二钱	炒白芍二钱	蛤粉炒阿胶三钱
盐水炒绵杜仲三钱	川断肉三钱	桑寄生三钱	怀牛膝三钱
甘枸杞子三钱	鸡血藤三钱	炙甘草一钱	池菊一钱五分

5剂

第十七节　产后阴挺

"阴挺"即子宫脱垂。产后气血亏虚，中气下陷，肾虚不固，带脉失约、提摄无力而出现产后阴挺。治拟补中益气、补肾强带、升阳固脱。

案1

戴某某，女，41岁。

初诊：1959年4月26日。子宫下坠起于6年前产后，时常带下，妊娠8月余，宫坠复发，甚至见红，脉象软滑，治以培养之法。

处方

蛤粉炒阿胶三钱	炒生地四钱	炒归身二钱	蕲艾炭一钱五分
盐水炒绵杜仲三钱	川断肉三钱	柴胡一钱	炒白芍一钱五分
炙升麻一钱	制香附三钱	广陈皮一钱五分	炙甘草八分
醋炒乌贼骨三钱	侧柏炭一钱五分		

6剂

案 2

余某某，女，41岁。

初诊：1959年4月26日。子宫下坠，起于10年前产后，每逢劳倦则发，脉象软缓。此陷者举之，拟补中益气、补肾固带。

处方

西潞党参三钱	盐水炙绵芪三钱	白归身二钱	川芎一钱五分
盐水炒绵杜仲三钱	川断肉三钱	柴胡一钱五分	炒白芍二钱
炙升麻一钱五分	广陈皮一钱五分	紫河车三钱	炙甘草一钱
醋炒乌贼骨三钱			

6剂

案 3

杨某某，女，30岁。

初诊：1959年5月3日。形寒已止，傍晚五热未退，腰痛，下部急滞。此为肝肾阴虚，宫体下垂，治以益气补肾、固带升提之品。

处方

生地四钱	柴胡一钱	炒白芍二钱	淡鳖甲四钱
炒归身二钱	盐水炒绵杜仲三钱	川断肉三钱	青蒿梗三钱
淮小麦三钱	蜜炙枳壳三钱	湖丹皮一钱五分	生甘草一钱
火麻仁三钱			

3 剂

案 4

张某某，女，34岁。

初诊：1959 年 5 月 3 日。经停 2 月余，经转量旺，刻下已缓，唯下部急滞，脉象沉缓。此乃子宫下垂，治以养摄之法

处方

潞党参三钱	蛤粉炒生地四钱	炒归身二钱	炙升麻一钱五分
煅牡蛎四钱	川断肉三钱	柴胡一钱五分	炒白芍二钱
炙甘草一钱	制香附三钱	醋炒乌贼骨三钱	紫河车三钱
晚蚕丝头一束			

6 剂

案 5

姚某某，女，32岁。

初诊：1959 年 5 月 18 日。叠投升补，腰酸告缓，日晡尚觉宫垂，脉来仍软弱。流产后肝肾两虚，固摄失司，再拟补摄之法。

处方

西潞党参四钱	盐水炙绵芪四钱	炒归身三钱	炙升麻一钱五分
盐水炒绵杜仲三钱	川断肉三钱	制香附三钱	柴胡一钱五分
炒白芍三钱	盐水巴戟肉三钱	紫河车三钱	炙甘草一钱
醋炒乌贼骨四钱			

6剂

案 6

钱某某，女，22岁。

初诊：1959年5月23日。子宫下垂，腰酸，脉来软大。产后气阴两虚、升举乏力，治以益气补中、补肾强带、升阳固摄。

处方

西潞党参三钱	盐水炙绵芪三钱	炒细生地四钱	炒当归三钱
煅牡蛎四钱	川断肉三钱	柴胡一钱五分	炒白芍三钱
炙升麻二钱	菟丝子三钱	紫河车三钱	炙甘草一钱
醋炒乌贼骨三钱			

6剂

案 7

朱某某，女，33岁。

初诊：1959年6月10日。产后不慎起居，提重屏气，以致子宫下坠，而且子户隐隐坠痛，脉象软大，白带多，苔白而腻。霉令湿邪用事，补剂难投。

处方

西潞党参三钱	盐水炙绵芪三钱	炒归身二钱	盐水炒绵杜仲三钱
川断肉三钱	柴胡一钱五分	炒白芍二钱	龟甲一钱五分
炙升麻一钱五分	赤苓三钱	盐水川柏一钱五分	川萆薢三钱
甘草梢一钱			

5剂

案8

顾某某，女，23岁。

初诊：1959年6月11日。子宫下垂，起于前产，近产后3月子宫下垂，脉来软缓。产后营虚，乳子液耗，先拟培补升提法。

处方

西潞党参四钱	盐水炙绵芪三钱	炒归身二钱	炙升麻一钱五分
盐水炒绵杜仲三钱	川断肉三钱	炒白芍二钱	炒柴胡一钱五分
云苓三钱	广陈皮一钱五分	炙甘草一钱	醋炒乌贼骨三钱

6剂

二诊：药后子宫下垂升而未愈，子户坠胀，脉象软缓。产后肝肾两虚，带脉不固，再拟培补升提之品。

处方

盐水炙绵芪三钱	西潞党参三钱	酒炒当归身三钱	炙升麻一钱五分
煅牡蛎四钱	川断肉三钱	菟丝子三钱	柴胡一钱五分
炒白芍三钱	盐水炒巴戟肉三钱	醋炒乌贼骨三钱	广陈皮一钱五分
炙甘草一钱			

6剂

案 9

蒋某某，女，32岁。

初诊：1959 年 6 月 14 日。子宫下垂，起于 1 年前产后，每逢劳累则发，脉来沉软，腰部酸痛，治以培养升举。

处方

盐水炙绵芪三钱　西潞党参三钱　炒归身三钱　柴胡一钱五分

炒白芍三钱　绵杜仲三钱　川断肉三钱　炙升麻一钱五分

菟丝子三钱　云苓三钱　广陈皮一钱五分　炙甘草一钱

醋炒乌贼骨三钱

6 剂

案 10

夏某某，女，38岁。

初诊：1959 年 6 月 29 日。子宫下垂，起于产后，腰痛、子户急滞，脉象软缓。肝肾两虚，气血交亏，治以升摄。

处方

生绵芪一两　潞党参四钱　白归身三钱　炒白芍三钱

盐水炒绵杜仲三钱　川断肉三钱　柴胡一钱五分　制首乌一两

云苓三钱　炒白术二钱　炙甘草一钱　益母草三钱

3 剂

二诊：宫坠略升，带下尚多，腰痛，子户急滞。产后气血交亏，带脉不固，再以培补升摄。

处方

盐水炙绵芪一两	西潞党参四钱	白归身三钱	炙升麻二钱
煅牡蛎四钱	川断肉三钱	柴胡一钱五分	炒白芍三钱
炒白术三钱	炒枳壳一钱五分	制首乌一两	炙甘草一钱
益母草三钱	醋炒乌贼骨三钱		

4 剂

案 11

冯某某，女，23岁。

初诊：1959 年 7 月 11 日。腰痛，子户急滞，属子宫下垂。照理宜用东垣补中益气之法，但盛夏暑湿外盛，脾胃运化失司，滋补难投。

处方

生绵芪四钱	白归身三钱	柴胡一钱	炒白芍一钱五分
炙升麻一钱	西潞党参三钱	盐水炒绵杜仲三钱	川断肉三钱
炒丹皮一钱五分	蜜炙枳壳三钱	炙甘草一钱	乌贼骨三钱
陈皮一钱五分			

10 剂

案 12

金某某，女，27岁。

初诊：1959 年 7 月 18 日。少腹两旁有形胀痛，脉象软大，而且子宫下垂。血虚气滞，肝脾失调，先拟调运，一旦新凉送暑，可以培补。

处方

小茴香八分	炒当归三钱	柴胡八分	炒白芍一钱五分
酒炒细青皮一钱五分	川芎一钱五分	制香附三钱	炒延胡索二钱
炒川楝子二钱	青木香一钱五分	台乌药一钱五分	上官桂六分
九香虫十四只	茺蔚子三钱		

5剂

案 13

许某某，女，33岁。

初诊：1959年7月26日。产后负重致子宫下坠，脉象软大，舌苔厚腻。盛夏暑湿用事，升摄难投，先以清理之法。

处方

扁石斛三钱	制川朴一钱五分	炒黄芩二钱	白蒺藜二钱
大豆卷三钱	广陈皮一钱五分	黑山栀三钱	川萆薢三钱
赤苓三钱	泽泻二钱	炒枳壳一钱五分	益元散四钱

3剂

案 14

邱某某，女，33岁。

初诊：1959年7月28日。上方调气活血，温中化湿，便溏已止，胃气渐甦，唯宫坠未升。

处方

升绵芪一两	蛤粉炒阿胶三钱	炒归身三钱	西潞党参三钱
炙升麻二钱	柴胡一钱五分	炒白芍三钱	菟丝子三钱
炒白术二钱	制首乌一两	炒枳壳二钱	炙甘草一钱
粗糙乌贼骨三钱	益母草三钱		

6剂

案 15

顾某某，女，34岁。

初诊：1959年7月28日。初诊调气行瘀，二诊健胃化湿，已得痛止胃甦。是征瘀行湿化，唯下部急滞，乃子宫下垂之象，拟方于后。

处方

西潞党参三钱	盐水炙绵芪六钱	炒归身三钱	炒白术二钱
盐水炒绵杜仲三钱	川断肉三钱	柴胡一钱五分	炒白芍三钱
炙升麻一钱五分	制首乌六钱	炒枳壳二钱	炙甘草一钱
益母草三钱	陈皮一钱五分		

6剂

案 16

余某某，女，30岁。

初诊：1959年7月28日。3个月前经行负重，以致子宫下垂，脉象软滞，便食如常，治以调养升摄之法。

处方

西潞党参三钱	盐水炙绵芪三钱	小茴香一钱	炒当归三钱
柴胡一钱五分	炒白芍三钱	明乳香一钱五分	制没药一钱五分
炙升麻一钱五分	川芎一钱五分	桃仁霜三钱	炒延胡索二钱
炒金铃子二钱	茺蔚子三钱	红花一钱	
丝瓜络三寸			

6剂

案17

朱某某，女，26岁。

初诊：1959年8月22日。子宫下垂，起自2年前产后，近经停两月，子户坠胀，脉沉滞滑，类似妊娠兼子宫下垂，按《黄帝内经》“陷者举之”以治。

处方

盐水炒绵杜仲三钱	西潞党参三钱	炒白术二钱	炙升麻一钱五分
盐水炒绵杜仲三钱	川断肉三钱	柴胡一钱	炒白芍三钱
炙甘草一钱	炒归身三钱	炒枳壳一钱五分	云苓三钱
醋炒乌贼骨三钱	晚蚕丝头一束		

4剂

案18

陈某某，女，38岁。

初诊：1959年8月26日。产后40日，因劳力以致子宫下垂，脉象软滞。此为气血两虚，治以升补。

处方

盐水炙绵芪六钱	潞党参三钱	炙升麻一钱五分	柴胡一钱五分
炒白芍三钱	土炒白术三钱	焦山药三钱	盐水炒绵杜仲三钱
炒枳壳一钱	制首乌六钱	益母草三钱	醋炒乌贼骨三钱
炙甘草一钱			

4 剂

案 19

吴某某，女，39岁。

初诊：1959 年 9 月 15 日。子宫下垂起自前产，近来复发，腰部酸痛，脉象软缓。此为气阴两虚，带脉不固，拟方培补，升举固摄。

处方

蜜炙生绵芪一两	西潞党参一两	炒归身三钱	炙升麻二钱
盐水炒绵杜仲三钱	川断肉三钱	菟丝子三钱	柴胡一钱五分
炒白芍三钱	制首乌一两	炒枳壳三钱	炙甘草一钱五分
茺蔚子三钱			

3 剂

二诊：上方培补升举，宫垂渐升，子户急滞告缓，脉象软大，五心焦灼。产后气阴两虚，治以上章出入。

处方

西潞党参六钱	盐水炙绵芪六钱	炒归身三钱	炒生地四钱
柴胡一钱五分	炒白芍三钱	盐水炒绵杜仲三钱	川断肉三钱

炙升麻一钱五分	炒枳壳二钱	炙甘草一钱	醋炒乌贼骨三钱
茺蔚子三钱			

6剂

案 20

赵某某，女，32岁。

初诊：1959年9月18日。产后宫垂有年，近来复发，脉象软弱。此为气血两虚，治以培补升举之法。

处方

潞党参八钱	盐水绵芪八钱	土炒白术三钱	炙升麻二钱
绵杜仲三钱	川断肉三钱	菟丝子三钱	柴胡一钱五分
炒白芍三钱	制首乌八钱	炒枳壳三钱	炙甘草一钱
茺蔚子三钱			

6剂

案 21

杨某某，女，28岁。

初诊：1959年9月21日。宫垂起自前产，近来复发，咳呛溲多，脉象软滞。此为气血两虚，摄纳失司，拟培补升举之法。

处方

盐水炙绵芪四钱	西潞党参四钱	炒归身三钱	炙升麻二钱
盐水炒绵杜仲三钱	川断肉三钱	柴胡一钱五分	炒白芍三钱

姜半夏三钱　炒枳壳二钱　橘红一钱五分　炙甘草二钱
茺蔚子三钱
4剂

案22

钱某某，女，32岁。

初诊：1959年10月7日。劳力拼气，以致子宫坠落，脉来软滞，舌苔白腻。《黄帝内经》云“陷者举之”，治以培补升提。

处方

盐水绵芪三钱　西潞党参三钱　炒归身二钱　炙升麻一钱五分
煅牡蛎四钱　川断肉三钱　菟丝子三钱　炒白芍二钱
柴胡一钱五分　盐水炒巴戟肉三钱　炙甘草一钱　醋炒乌贼骨三钱
8剂

二诊：子宫坠落，升而尚未痊愈，白带，溲后急滞，脉来软滞，舌苔白腻。霉令湿邪用事，治须兼顾。

处方

潞党参三钱　盐水绵芪三钱　炒归身二钱　紫河车三钱
煅牡蛎四钱　川断肉三钱　柴胡一钱五分　炒白芍二钱
炙升麻一钱五分　川萆薢三钱　盐水川柏一钱五分　炙甘草一钱
醋炒乌贼骨三钱
8剂

案 23

赵某某，女，40岁。

初诊：1959年10月21日。产后14日，瘀血未净，子户坠胀，脉象软大。《黄帝内经》云“陷者举之”，治以培补升摄。

处方

西潞党参四钱	盐水炒绵杜仲四钱	炒归身三钱	炒白芍三钱
盐水炒绵杜仲三钱	川断肉三钱	炒白术三钱	炒枳壳一钱五分
煨葛根三钱	焦六曲三钱	炙甘草一钱五分	炙升麻一钱五分
茺蔚子三钱			

6剂

案 24

丁某某，女，29岁。

初诊：1959年10月24日。子宫下垂，病起5个月前产后，脉象软大，治以升补摄纳之法。

处方

盐水炙绵芪六钱	西潞党参六钱	炒归身三钱	炙升麻二钱
盐水炒绵杜仲三钱	川断肉三钱	柴胡一钱五分	炒白芍三钱
醋炒乌贼骨三钱	炒枳壳一钱五分	广陈皮一钱五分	炙甘草一钱
茺蔚子三钱			

6剂

案 25

马某某，女，29岁。

初诊：1959 年 11 月 13 日。子宫下垂，脉象软缓，苔白腻。拟用升补之品。

处方

西潞党参六钱	盐水炙绵芪六钱	炙升麻一钱五分	白归身三钱
盐水炒绵杜仲三钱	川断肉三钱	柴胡一钱五分	炒白芍三钱
制首乌四钱	广陈皮一钱五分	炙甘草一钱五分	炒枳壳三钱
益母草三钱			

6 剂

案 26

许某某，女，29岁。

初诊：1959 年 11 月 19 日。宫垂起于 8 年前产后，每逢劳力则发，腰酸，子户坠痛，脉象软滞。此为肝肾两虚，中气下陷，因劳累而病情加重。

处方

生地四钱	柴胡八分	炒白芍一钱五分	炒黄芩二钱
川芎一钱五分	明乳香一钱五分	制没药一钱五分	湖丹皮三钱
盐水川柏一钱五分	赤苓三钱	焦山栀三钱	川萆薢三钱
甘草梢一钱五分			

6 剂

第十八节　产后痔疾

产后血虚，津液亏耗，风热客于大肠伤其脉络，易致产后痔疮肠风下血，此为产后常见病。治拟养血清大肠风热，佐以消痔散结。

案 1

周某某，女，26 岁。

初诊：1959 年 9 月 30 日。产后近两月，哺乳。肛门结痔，临便疼痛而带血，脉沉而带数。此产后痔疮、肠风下血，治拟清摄。

处方

细生地四钱	白全归三钱	炒白芍三钱	炒黄芩三钱
槐米三钱	金银花一钱五分	黑山栀三钱	盐水炒川连六分
川柏一钱五分	白薇二钱	生甘草一钱	刺猬皮三钱

5 剂

第十九节　产后淋证

产后血虚，湿热之邪入侵，聚于下焦膀胱发为淋，治当养血清热、通利膀胱。

案1

常某某，女，25岁。

初诊：1959年4月20日。产后两月余，腹痛便溏，溲频刺痛，脉象软细。此为阴虚湿热下注，膀胱失司，治以清利之法。

处方

紫丹参三钱	枳壳一钱	炒白芍二钱	炒白芍一钱五分
白蒺藜二钱	盐水炒绵杜仲三钱	川断肉三钱	制香附三钱
赤苓三钱	小茴香八分	炒薏苡仁四钱	盐水炒川柏一钱五分
川萆薢三钱	甘草梢一钱		

6剂

第四章 杂病

陈木扇女科传至二百一十余世，以女科之名，盛传至今，今人常有不明，何不称为『妇科』。妇科者，乃治疗妇女经带胎产之疾也；而家传女科，除妇科诸病之外，亦治疗男女外感六淫内伤七情之病，亦治脏腑失调之疾，通称为杂病。

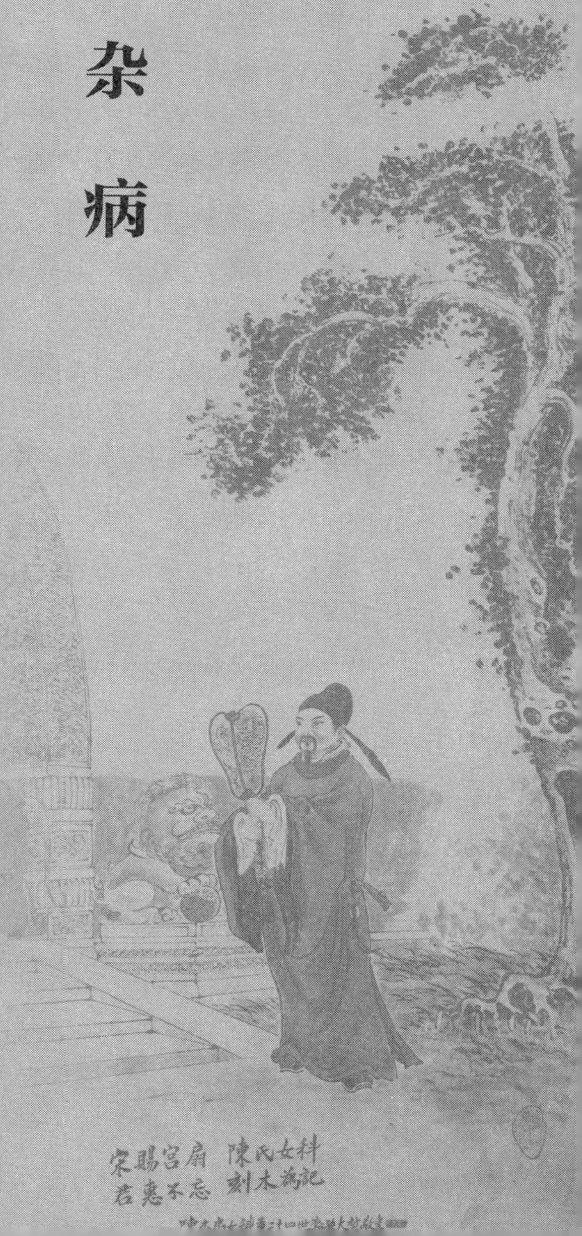

第一节　鼻　衄

鼻衄为耳鼻喉科的常见病与急重症，临床诊疗较为棘手。韶舞先生认为火热为鼻衄的致病因素，鼻部经脉血络因热灼伤血络而出血。鼻衄可分为实、虚两类，实证多因火热上冲，血液妄行所致，虚证则多因气不摄血或是阴虚火旺而成。鼻衄日久又可致阴血耗伤过多而造成血燥虚热内生，加重火热程度，脉络因此受损，加重鼻衄。

鼻衄有外感、内伤之分，临床上外感鼻衄以肺经风热证多见，可予桑菊饮加减以疏风散热、清热生津止血为治法；内伤鼻衄者，或心火，或胃火，或肝火，皆因火邪循经上扰，灼伤脉络致衄。对心火上炎者清心火，胃热炽盛者，予以清胃泻火、凉血止血；肝火旺盛则清泻肝胆实火，火息则血安。久衄不止，津血亏虚，则鼻衄自愈。久者必有阴血亏虚，拟滋阴清热止血。

案 1

施某某，女，62岁。

初诊：1959 年 4 月 12 日。形寒发热，无汗，干呕，鼻衄，脉象濡数，舌苔粗白。此为感受风温，邪从热化，拟辛解。

处方

带心连翘三钱	金银花三钱	炒黄芩二钱	杭白菊二钱
淡豆豉三钱	青蒿三钱	焦山栀三钱	薄荷一钱
葱白三支	赤苓三钱	莱菔子三钱	冬桑叶二钱
白茅根一两			

2 剂

案 2

吕某某，男，10岁。

初诊：1959 年 5 月 25 日。鼻衄病发，脉象软缓，舌苔薄白。此为劳倦内损，虚火上冲，治拟清降。

处方

细生地四钱	炒白芍二钱	炒怀牛膝三钱	炒黄芩一钱五分
煅牡蛎四钱	炒丹皮一钱五分	焦山栀三钱	菊花三钱
女贞子三钱	白茅根一两	生甘草一钱	炒侧柏一钱五分

3 剂

案 3

王某某，男，18岁。

初诊：1959 年 7 月 31 日。鼻衄妄行，3 日未止，脉象浮数，舌质红、苔萎黄。此为暑热内侵，破血上行，治拟清降之法。

处方

盐水炒川连二钱	炒黄芩二钱	炒牛膝三钱	炒白芍一钱五分
煅牡蛎四钱	炒丹皮二钱	焦山栀三钱	杭白菊三钱
赤苓三钱	白茅花一钱五分	生甘草一钱	侧柏炭二钱

3 剂

二诊：鼻衄已止，头晕未除，脉数而浮。炎暑内倾，血热妄行，再拟清降之法。

处方

盐水炒川连八分	炒黄芩二钱	炒牛膝三钱	青黛五分
拌石决明六钱	炒丹皮二钱	焦山栀三钱	炒白芍二钱
杭白菊三钱	六一散（包）四钱	煅牡蛎四钱	白茅花一钱五分
生甘草八分	侧柏炭二钱		

3剂

案4

谢某某，女，48岁。

初诊：1959年11月16日。鼻衄，夜热，口燥，头晕，脉象沉数。此为阴虚营热，治拟潜养之法。

处方

生地四钱	炒白芍三钱	炙鳖甲四钱	石决明六钱
银柴胡二钱	青蒿梗三钱	炒丹皮二钱	杭白菊三钱
冬桑叶三钱	焦山栀三钱	鹿衔草三钱	生甘草一钱
侧柏炭三钱	白茅花二钱		

3剂

二诊：鼻衄已止，夜间口燥未止，脉象软数。此为阴虚营分伏热，治拟养阴清热。

处方

炙鳖甲四钱	炒生地四钱	炒白芍三钱	炒牛膝三钱
银柴胡二钱	青蒿梗二钱	炒丹皮二钱	杭白菊三钱

炒知母三钱	广陈皮三钱	生甘草一钱

4剂

案 5

沈某某，男，26岁。

初诊：1959年11月26日。鼻衄妄行，伴有身热，治拟清解。

处方

鲜石斛三钱	炒黄芩二钱	炒川连一钱	生石膏八钱
青蒿梗三钱	炒丹皮二钱	焦山栀三钱	知母三钱
赤苓三钱	金银花三钱	生甘草一钱	连翘三钱
白茅根一两			

1剂

第二节 外感咳嗽

外感咳嗽是由六淫之邪袭肺所致的一类肺系疾病，临证立法用药应顺应“肺为娇脏”之生理特点，治疗注重轻清宣解，守吴鞠通“治上焦如羽”之法，以轻宣透达、宣肺解表，则肺气宣畅，咳嗽始能平息，不宜过早予苦寒清热、收敛止咳法。

外感咳嗽治疗有寒热之分，常见风寒袭肺、风热袭肺、寒热错杂。临床多感于寒，风寒郁表化热，肺失宣降，宜宣肺清热解表；咳久伤肺，津液亏耗、肺失宣肃，宜轻宣肺气、润燥化痰兼顾。外感咳嗽治疗，宜宣、清、润结合。

案 1

沈某某，女，26岁。

初诊：1959 年 4 月 12 日。气机不顺，外感风寒，饮食不节，食积胃胀，肺胃不和，咳呛，便泄，治以宣运。

处方

炒枳壳一钱	炒白术二钱	怀山药三钱	紫苏子二钱
前胡二钱	橘红二钱	浙贝母三钱	白杏仁三钱
云苓三钱	焦六曲三钱	炒谷芽三钱	炮姜五分
砂仁壳一钱			

3 剂

案 2

张某某，男，32岁。

初诊：1959 年 4 月 14 日。始由发热，继以咳呛月余，午后热高，咳嗽薄痰颇多，脉来软数。此痰热蕴肺，《黄帝内经》云：“病痰饮者，当以温药和之。”

处方

云苓四钱	生白术三钱	炒北五味子一钱	川桂枝六分
清炙甘草一钱	竹沥半夏二钱	橘红二钱	北秫米四钱
黛蛤散四钱	冬瓜子三钱	生薏苡仁四钱	淡干姜四分

3 剂

二诊：投以苓桂术甘汤，和二陈加五味、秫米 3 剂以来，形寒已住，午后热高，咳吐痰饮尚多，脉弦沉滑，舌根微黄腻。此乃饮邪袭肺，治拟上方出入。

处方

生白术三钱	云苓三钱	炒北五味子一钱	川桂枝五分
仙半夏二钱	北秫米四钱	广陈皮一钱五分	淡干姜八分
炙甘草一钱	蛤壳八钱	粉沙参三钱	白石英四钱

4剂

三诊：两投温中化饮，饮邪已化，身热已除，脉象缓滑，胃纳渐甦，谷食日溏。此饮邪虽退，津液已耗，再拟上方增入生津益胃之品。

处方

西潞党参三钱	生白术二钱	桂枝四分	炒白芍一钱五分
煅石决明五钱	仙半夏一钱五分	云苓二钱	茯神二钱
广陈皮一钱五分	炒北五味子五分	炙甘草八分	淡干姜五分
炒谷芽三钱	砂仁八分	生姜二片	红枣六个

5剂

四诊：初进苓桂术甘温化痰饮，继进香砂六君合桂枝汤，以健脾和营，饮邪蠲化，胃纳甦醒，刻下脉象软缓，咽喉微燥，晨起口苦。乃病后津液未复，再拟养阴生津。

处方

炒北沙参三钱	怀山药三钱	炒白芍一钱五分	藿石斛一钱五分
制玉竹二钱	炒知母一钱五分	仙半夏一钱五分	麦冬二钱
北秫米三钱	清炙甘草八分	炒谷芽三钱	西藏果八分

5剂

案 3

周某某，男，32岁。

初诊：1959 年 4 月 19 日。形寒头痛，咳呛，胸肋隐痛，脉来滑数浮弦。治拟宣解。

处方

荆芥二钱　防风二钱　前胡二钱　带叶紫苏梗三钱
淡豆豉三钱　葱白三支　白杏仁三钱　浙贝母三钱
竹沥半夏二钱　淡橘红二钱　牛蒡子三钱　云苓三钱
炒白芥子二钱　丝瓜络三寸
3 剂

案 4

沈某某，女，55岁。

初诊：1959 年 5 月 5 日。初起形寒，继以发烧，咳呛气急，痰欠爽利，脉象浮滑弦数。素患咳嗽，曾经咯血，本病重感，调治殊难。

处方

粉沙参三钱　前胡二钱　紫苏子二钱　金银花三钱
白杏仁三钱　炙紫菀三钱　鲜石斛五钱　生甘草一钱
瓜蒌皮三钱　桔梗一钱　带心连翘三钱　橘络二钱
鲜竹茹三钱
2 剂

案 5

陈某某，男，40岁。

初诊：1959 年 5 月 7 日。昨起形寒头痛，继发热无汗，咳呛胸痛，脉象浮滑，苔黄滑。治拟清热解表、宣肺化痰。

处方

荆芥三钱　薄荷二钱　带心连翘三钱　牛蒡子三钱
白杏仁三钱　前胡三钱　浙贝母三钱　橘红二钱
淡豆豉三钱　葱白三支　桔梗一钱　金银花三钱
生甘草二钱　炒莱菔子四钱
2 剂

二诊：身热、汗出、热不退，咳呛气急，渴饮胸痛。再拟清宣。

处方

鲜石斛五钱　带心连翘三钱　天花粉四钱　生石膏一两
白杏仁三钱　浙贝母三钱　瓜蒌皮三钱　前胡三钱
牛蒡子三钱　桔梗二钱　生甘草一钱　金银花三钱
2 剂

案 6

蔡某某，男，74岁。

初诊：1959 年 5 月 16 日。中脘闷痛，咳呛气急，脉来软大带滑。此为痰气内阻，肺胃不和，治拟苦温辛滑之品。

处方

制川柏二钱	白杏仁三钱	炒黄芩二钱	广郁金二钱
仙半夏二钱	橘红二钱	瓜蒌皮三钱	桔梗一钱
云苓三钱	枳壳二钱	干薤白二钱	炒莱菔子三钱

3剂

二诊：上章苦温辛开，中脘闷痛告缓，咳呛痰多，脉来软大弦滑，再拟宣化之法。

处方

粉沙参三钱	白杏仁三钱	炒黄芩二钱	紫苏子二钱
仙半夏二钱	化橘红二钱	瓜蒌皮三钱	炒枳壳二钱
云苓三钱	桔梗一钱	干薤白二钱	枇杷叶三钱

3剂

案7

王某某，男，61岁。

初诊：1959年5月29日。咳呛气急，痰稀而滞，脉象软大缓滑，舌苔薄白腻，拟清降。

处方

粉沙参三钱	前胡二钱	旋覆花（包）二钱	白杏仁三钱
象贝三钱	橘红二钱	紫苏子二钱	炙百部三钱
桔梗一钱	茯苓三钱	佛耳草二钱	生甘草一钱
枇杷叶三钱			

3剂

二诊：咳呛气急均减，今晨咯血数口，胸肋隐痛，脉象软大，拟宁肺止血。

处方

粉沙参三钱	紫苏子二钱	炒黄芩二钱	炒白芍二钱
白杏仁三钱	炙紫菀三钱	血见愁二钱	炒丹皮二钱
焦山栀三钱	生甘草一钱	黛蛤散四钱	侧柏炭三钱

3剂

案 8

应某某，女，45岁。

初诊：1959年5月29日。感受风温，化热犯肺，咳呛，肋骨引痛，痰稠气腥，痰出不松，脉象濡数而濇，治拟清宣。

处方

粉沙参三钱	白薇二钱	白前二钱	紫苏子二钱
桃仁二钱	炙紫菀三钱	川贝二钱	象贝二钱
瓜蒌皮三钱	焦山栀三钱	黛蛤散四钱	炙百部三钱
带籽丝瓜络三钱	干芦根一两	生甘草一钱	白茅根一两

2剂

二诊：咳呛，痰出不松，痰色铁锈红，气腥而带血，脉象软数，再拟清宣之法。

处方

粉沙参三钱	白前二钱	鲜石斛五钱	炒黄芩二钱
白杏仁三钱	炙紫菀三钱	瓜蒌皮三钱	带籽丝瓜络三钱
焦山栀三钱	生甘草一钱	橘红二钱	橘络二钱
鲜芦根二两			

2 剂

三诊：痰色转白，腥臭之气也减，以咳呛为主，咳痰尚多，脉象濡数，再拟上章出入。

处方

鲜芦根一两	粉沙参三钱	白前二钱	带籽丝瓜络四钱
生薏苡仁四钱	白杏仁三钱	炙紫菀三钱	桔梗一钱
瓜蒌皮三钱	生甘草一钱	炙马兜铃三钱	鲜石斛四钱
鲜竹茹三钱			

2 剂

四诊：痰色白，臭气减，已有转机之相，唯六脉细数，治拟清热化痰。

处方

金石斛三钱	粉沙参三钱	白前二钱	炒黄芩二钱
白杏仁三钱	炙紫菀三钱	瓜蒌皮三钱	生甘草一钱
带籽丝瓜络三钱	炙马兜铃三钱	橘皮一钱	黛蛤散四钱
鲜芦根一两			

6 剂

案 9

沈某某，女，28岁。

初诊：1959 年 6 月 7 日。外感风温，邪犯肺经，邪正相争，咽痒咳呛身热，舌红赤，苔粗白腻。拟清宣。

处方

前胡三钱	白杏仁三钱	鲜石斛四钱	连翘三钱
浙贝母三钱	瓜蒌皮三钱	化橘红二钱	金银花三钱
牛蒡子三钱	桔梗一钱	生甘草一钱	薄荷一钱

3 剂

案 10

陈某某，女，38岁。

初诊：1959 年 6 月 11 日。始由咽痛，近因外感犯肺，鼻塞咳嗽，脉象浮缓，舌苔微黄。此乃肺气不宣，治拟清热宣肺。

处方

粉沙参三钱	前胡一钱五分	紫苏子一钱五分	炒黄芩一钱五分
白杏仁三钱	炙紫菀二钱	瓜蒌皮三钱	橘红一钱五分
炒枳壳一钱五分	桔梗八分	生甘草八分	安南子一钱五分

3 剂

二诊：外感虽解，本病治阴亏未复，虚火上扰，咽痛咳嗽，脉象软数。治拟养阴润肺之法。

处方

南沙参三钱	北沙参三钱	炒知母二钱	玄参三钱
桔梗八分	白杏仁三钱	炙紫菀三钱	西藏果一钱
瓜蒌皮三钱	黛蛤散四钱	生甘草八分	柿霜二钱
炒枳壳一钱五分			

4 剂

三诊：叠投降气润肺，咳呛告缓，脉象软涩，舌苔薄白。阴虚夹感，肺失清肃，霉令湿邪用事，故以清润。

处方

南沙参三钱	北沙参三钱	玄参三钱	炒知母二钱
炒黄芩二钱	白杏仁三钱	炙款冬花三钱	瓜蒌皮三钱
西藏果一钱	炒橘红二钱	桔梗八分	生甘草八分
黛蛤散四钱			

5 剂

案 11

林某某，男，36岁。

初诊：1959 年 6 月 11 日。外感风寒，兼受霉湿，咳呛胸痛，肢骱酸楚，脉来浮缓，舌苔微黄而腻，治以宣解。

处方

前胡三钱	白杏仁三钱	连翘三钱	带叶紫苏梗二钱
淡豆豉三钱	鲜葱白三支	浙贝母三钱	橘红二钱

炒牛蒡子三钱	桔梗一钱	淡甘草六分	生薏苡仁四钱
2 剂			

二诊：冷热头痛已止，胃纳尚未如旧，咳呛痰饮，脉象软大而迟。感邪已解，痰湿未清，治拟清理之法。

处方

前胡二钱	白杏仁三钱	炒黄芩二钱	连翘壳二钱
仙半夏二钱	橘红二钱	象贝三钱	生薏苡仁四钱
云苓三钱	大豆卷三钱	炒枳壳二钱	白豆蔻四分
3 剂			

案 12

朱某某，女，65岁。

初诊：1959 年 6 月 21 日。咽痒咳嗽，痰多，脉来软缓，痰饮互阻，肺失肃降，治以清降之法。

处方

粉沙参三钱	白前二钱	炒北五味子八分	炙紫菀三钱
姜半夏二钱	橘红二钱	旋覆花二钱	紫苏子二钱
云苓三钱	煅蛤壳三钱	白杏仁三钱	枇杷叶三钱
3 剂			

二诊：药后咳呛气急告缓，痰饮尚多，脉象软大而滑。胃有积饮，肺有留痰，拟两和肺胃，以化痰饮。

处方

粉沙参三钱	白前二钱	炒北五味子二钱	紫苏子二钱
姜半夏三钱	橘红二钱	旋覆花三钱	炙甘草二钱
云苓三钱	冬瓜仁三钱	白杏仁三钱	煅蛤壳四钱
枇杷叶三钱			

4 剂

三诊：胃咳乃 5 咳之一种，咳而呕，先水后腻远者，乃 5 饮中之支饮，脉象软缓，高年胃饮薄弱，饮邪易聚，治以健脾化运。

处方

生白术三钱	桂枝六分	姜半夏二钱	紫苏子二钱
橘红二钱	云苓三钱	淡干姜五分	炒北五味子八分
冬瓜子四钱	炙甘草一钱	粉沙参三钱	煅蛤壳四钱
姜竹茹三钱			

6 剂

案 13

徐某某，女，66岁。

初诊：1959 年 7 月 2 日。咽痛，咳呛痰出不松，脉象软大。此肺阴亏虚，内火上扰，肺气失宣，治拟清咽宣肺化痰。

处方

玄参三钱	知母二钱	细生地四钱	薄荷一钱
白杏仁三钱	浙贝母三钱	射干二钱	丹皮二钱

马勃二钱	桔梗一钱	生甘草八分	西藏果一钱
3剂			

二诊：咽痒咳呛缓而未止，脉象软缓，治拟上章出入。

处方

南沙参二钱	北沙参二钱	紫苏子二钱	炒黄芩二钱
玄参三钱	白杏仁三钱	炙款冬花二钱	瓜蒌皮三钱
知母二钱	桔梗八分	生甘草八分	黛蛤散四钱
西藏果八分			
4剂			

案 14

曹某某，女，32岁。

初诊：1959 年 7 月 2 日。咳呛起自客秋，痰多作呕，脉象软大。体虚夹感，肺失清宣，治拟清降。

处方

粉沙参三钱	炙白前二钱	炒黄芩二钱	紫苏子二钱
白杏仁三钱	炙紫菀二钱	旋覆花三钱	云苓三钱
佛耳草二钱	黛蛤散四钱	橘红二钱	生甘草八分
3剂			

二诊：咳呛缓而未止，气急痰多呕吐，脉象软缓，舌苔薄白。肺胃同病，治拟上章出入。

处方

炙白前二钱	粉沙参三钱	紫苏子二钱	炒北五味子八分
仙半夏二钱	橘红二钱	白杏仁三钱	冬瓜子三钱
炙百部三钱	云苓三钱	佛耳草三钱	煅蛤壳三钱
枇杷叶三钱			

5剂

案15

郁某某，男，24岁。

初诊：1959年7月28日。咳呛经月，鼻塞痰滞，昨日痰中带血，外邪入肺，肺失清肃，咳伤脉络，血溢脉缓，脉象软大，舌苔薄白。治拟清热宣肺、凉血止血。

处方

粉沙参三钱	前胡二钱	紫苏子二钱	炒黄芩三钱
白杏仁三钱	炙紫菀三钱	橘红二钱	黛蛤散四钱
炒丹皮二钱	桔梗一钱	生甘草一钱	赤苓三钱
白茅根一两	鲜竹茹三钱		

4剂

二诊：咳嗽缓而未愈，痰中出血已止，脉象软大。肺气尚未清肃，再拟清降。

处方

粉沙参三钱	前胡二钱	紫苏子二钱	炒黄芩二钱

白杏仁三钱　炙紫菀二钱　黛蛤散四钱　炒丹皮二钱
生甘草一钱　茯苓三钱　炒谷芽三钱　仙鹤草三钱
3 剂

案 16

周某某，男，57岁。

初诊：1959 年 8 月 4 日。近日外感，咳嗽气急，痰出欠松，形寒身热，口渴，溲赤，脉象软大。风寒入肺化热，肺气失宣，治拟清宣。

处方

前胡二钱　白杏仁三钱　炙麻黄一钱五分　生石膏六钱
橘红二钱　浙贝母三钱　旋覆花二钱　佛耳草三钱
淡甘草一钱　桔梗一钱　枇杷叶三钱　知母二钱
4 剂

案 17

葛某某，女，49岁。

初诊：1959 年 10 月 26 日。感受风邪，外邪化热犯肺，口渴，咳呛，身热，脉象软大滑数。治拟清宣。

处方

鲜石斛四钱　带心连翘三钱　前胡二钱　薄荷二钱
白杏仁三钱　浙贝母三钱　瓜蒌皮三钱　金银花三钱
牛蒡子三钱　桔梗一钱　生甘草一钱　炒莱菔子三钱
鲜竹叶二钱
2 剂

案 18

沈某某，女，49岁。

初诊：1959 年 11 月 11 日。外感秋燥，始伤皮毛，继妨肺经，初起形寒头痛，旋则咳呛喑嘶，治拟宣解。

处方

前胡三钱	薄荷一钱	池菊二钱	冬桑叶二钱
桔梗一钱	牛蒡子三钱	生甘草一钱	射干二钱
安南子二钱	蝉衣一钱	荆芥二钱	白杏仁三钱

3 剂

案 19

凌某某，女，19岁。

初诊：1959 年 11 月 29 日。不慎起居、不慎饮食，脉象沉滑。肺气以肃降为常，肺失肃降则咳嗽；胃气以健运为用，胃失健运则胀满。治拟宣肺和胃。

处方

前胡三钱	白杏仁三钱	制川柏二钱	白蒺藜二钱
炒枳壳二钱	化橘红二钱	瓜蒌皮三钱	炒谷芽二钱
炒麦芽二钱	六神曲三钱	炒鸡内金三钱	焦山楂三钱
干薤白三钱			

3 剂

第三节　外感发热

外感发热是指六淫之邪或时行疫疠之气通过口鼻或皮毛侵袭肺卫，由表入里，最终影响脏腑气机、阴阳而发病。外感发热多由外感风寒之邪所致，但外邪可迅速入里化热变为风热或外寒内热。外感风寒之邪，寒邪从阳化热，主张“表里双解、寒温并用”的方法。外感发热有风寒束表证、风热犯表证、风寒湿袭表证、热毒袭肺证和暑湿袭表证等，但韶舞先生认为，治外感发热还需因地制宜，结合当地气候特点辨证施治。江南地区气候湿热，外感发热的常见病机为风热外犯，但极易夹湿，治宜辛凉解表与清热化湿并举，可加藿香、厚朴、清水豆卷、制半夏、生薏苡仁、广陈皮等中药清利湿浊，提出了外散风寒、内清里热、清热化湿及生津泄热等退热之法，取得良好的临床疗效。

案 1

钟某某，女，21岁。

初诊：1959 年 7 月 14 日。午后形寒，傍晚发热，体温 39℃，肢骱酸楚，头胀且痛，舌红、苔白腻，脉象迟细。治拟清解。

处方

炒当归三钱	炙桂枝八分	炒白芍二钱	炒黄芩三钱
生石膏一两	炒柴胡二钱	青蒿梗三钱	炒秦艽三钱
炙甘草一钱	赤苓三钱	知母三钱	草果一钱
鲜荷叶一角	生姜二片	红枣六个	

4 剂

案 2

张某某，女，22岁。

初诊：1959 年 8 月 19 日。初起恶寒，继以壮热，汗多，口渴，脉细大淡数，舌苔薄白、舌质红绛，胸腹白痦透露。此暑瘟症，邪在气分，如纯辛开走表、纯苦寒清热，经非所宜，治拟辛凉淡渗之法。

处方

带心连翘四钱	白杏仁三钱	金银花三钱	生石膏六钱
生薏苡仁四钱	飞滑石四钱	通草一钱	知母三钱
云苓皮三钱	炒牛蒡子二钱	橘红二钱	淡竹叶二钱

3 剂

二诊：上投白虎合竹叶薏仁汤加减，以辛凉淡渗，胸腹白痦密布，口渴引饮，身热，脉象濡大数，舌质红绛，苔薄白，此湿邪渐化，暑热未清，再拟上章出入。

处方

鲜石斛四钱	带心连翘三钱	金银花三钱	生石膏一两
白杏仁三钱	益元散四钱	通草一钱	知母三钱
云苓三钱	陈青蒿三钱	佩兰三钱	西瓜翠衣六钱
淡竹叶三钱			

3 剂

案 3

陈某某，男，31岁。

初诊：1959年10月5日。寒热往来，冷热无序，脘腹胀满，溲赤，口苦，舌苔薄白腻，脉象软大。此秋感引动伏邪，治拟宣解。

处方

制川朴二钱	带叶紫苏梗三钱	炒黄芩二钱	炒防风一钱
淡豆豉三钱	清水豆卷三钱	陈青蒿三钱	炒秦艽二钱
仙半夏二钱	生薏苡仁四钱	云苓三钱	广陈皮二钱
鲜葱白三支	生姜三片		

3剂

二诊：药后寒热往来已止，倦怠乏力，脘腹胀满，便溏，口淡。此太阴脾湿未化，拟健脾助运。

处方

制川朴二钱	炒枳壳一钱	炒白术二钱	带叶紫苏梗三钱
炒秦艽二钱	淡豆豉三钱	清水豆卷三钱	姜半夏三钱
陈皮二钱	草果一钱	云苓三钱	焦六曲三钱
生薏苡仁四钱	白豆蔻五分	鲜葱白三支	

2剂

三诊：太阴脾湿未化，再投清脾饮出入，脉象濡数，舌苔白腻，上章出入。

处方

制川朴一钱	炒枳壳一钱	炒白术二钱	炒黄芩二钱
藿香二钱	带叶紫苏梗三钱	姜半夏二钱	广陈皮二钱
大豆卷三钱	大腹皮三钱	云苓三钱	六神曲三钱
炒薏苡仁四钱	白豆蔻一钱	生姜三片	

3 剂

案 4

费某某，女，24岁。

初诊：1959 年 10 月 17 日。秋感引动伏邪，寒热往来，肢骱酸楚，间日而发，口渴，汗出热退，脉象迟数，舌苔薄白。治拟清解。

处方

炒黄连二钱	炒佩兰二钱	带叶紫苏梗三钱	炒黄芩三钱
炒秦艽二钱	大豆卷三钱	淡豆豉三钱	鲜葱白三支
知母二钱	炙桂枝五分	炒白芍三钱	桑寄生三钱
青蒿梗三钱	生甘草一钱	红枣六个	生姜三片

3 剂

第四节 哮喘（发作期）

支气管哮喘（简称哮喘）属中医“哮证”范畴。哮喘一般分为急性发作期、慢性持续期和临床缓解期，急性发作期以实证为主，慢性持续期以虚实兼证为主，临床缓解期以虚证为主。“急则治标，缓则治本”，哮喘急性发作期根据其病证表现可分为寒热两型，寒喘治以温肺散寒、降逆平喘；热喘以清肺宣肺、降逆平喘。慢性持续期以扶正祛邪，益气补肺，化痰平喘。在临床缓解期以益气固表、健脾益气、补肾纳气等治法扶正固本以巩固疗效防止再发。此处记载医案为哮喘急性发作期医案。

韶舞先生认为，哮喘的发生多因宿痰内伏于肺，复加外感、饮食、情志、劳倦等因素，患者多为正虚感寒，郁而化热，痰热内阻，肺失宣肃所致，哮喘患者可同时呈现或寒或热的证候表现，急性发作期时治疗常寒热同用，治疗以疏风宣肺化痰、辛温散寒化痰、清热凉肺化痰等以降气平喘，方选三拗汤合二陈汤、三子养清汤等加减。

案 1

彭某某，女，19岁。

初诊：1959 年 8 月 4 日。反复咳喘，近日遇感而发，咳嗽气急，喉声如笛，舌苔白滑，脉象濡滑，治以清宣。

处方

清炙麻黄八分	白杏仁三钱	旋覆花三钱	前胡二钱
佛耳草三钱	橘红二钱	白前二钱	枇杷叶三钱
桔梗一钱	甘草一钱	云苓三钱	射干二钱

3 剂

二诊：前投三拗汤，合金沸草散，以宣肺降气，药后气急渐平，再拟上章加减。

处方

粉沙参三钱	白前二钱	炙麻黄八分	白杏仁三钱
佛耳草三钱	旋覆花二钱	橘红二钱	射干二钱
桔梗一钱	甘草一钱	云苓三钱	枇杷叶三钱

4剂

案2

张某某，女，30岁。

初诊：1959年9月15日。咳嗽气急，痰多而稀，喉中如有水鸡声，喘息抬肩，脉象软迟，拟宣降之法。

处方

粉沙参三钱	炙白前三钱	清炙麻黄一钱	炒北五味子八分
制半夏二钱	化橘红二钱	旋覆花二钱	白杏仁三钱
云苓三钱	炙款冬花二钱	佛耳草三钱	煅蛤壳四钱
枇杷叶三钱			

3剂

二诊：气急渐平，痰出欠爽，脉象软大，治拟上章出入。

处方

粉沙参三钱	炙白前二钱	炙麻黄八分	橘红二钱
白杏仁三钱	炙款冬花三钱	旋覆花三钱	川贝母二钱

炙百部三钱	云苓三钱	佛耳草三钱	黛蛤散四钱
枇杷叶三张			
3剂			

三诊：咳呛缓而未愈，咳痰稀，脉象软缓，舌苔薄白，再拟上章出入。

处方

白前三钱	紫苏子三钱	粉沙参三钱	浮海石三钱
制半夏二钱	旋覆花二钱	炙百部三钱	炙甘草一钱
炙马兜铃三钱	黛蛤散四钱		
3剂			

四诊：咳呛好转，喘息亦缓，气急亦平，脉象软缓，再拟上章出入。

处方

粉沙参三钱	白前二钱	炒北五味子八分	浮海石二钱
制半夏二钱	橘红二钱	旋覆花三钱	云苓三钱
炙百部三钱	白杏仁三钱	佛耳草三钱	枇杷叶三钱
6剂			

五诊：咳呛已止，气急未作，再拟清降。

处方

干芦根一两	白前三钱	粉沙参三钱	浮海石三钱
白杏仁三钱	炙款冬花三钱	瓜蒌皮二钱	冬瓜仁三钱
旋覆花三钱	炙百部三钱	佛耳草三钱	黛蛤散四钱
10剂			

案 3

叶某某，女，48 岁。

初诊：1959 年 10 月 5 日。素有哮喘宿恙，每逢天寒而发，脉来浮缓，舌苔微黄黏腻，拟宣肺化痰、降气平喘。

处方

粉沙参三钱	前胡二钱	佛耳草三钱	带叶紫苏梗三钱
旋覆花二钱	白杏仁三钱	橘红二钱	淡豆豉三钱
制半夏一钱	桔梗一钱	生甘草八分	枇杷叶三钱
葱白三支			

3 剂

案 4

沈某某，女，49岁。

初诊：1959 年 10 月 19 日。素有哮喘，遇感而发，咳呛气急，痰多而稀，治以宣降。

处方

粉沙参三钱	前胡三钱	炙麻黄二钱	桔梗一钱
白杏仁三钱	橘红二钱	旋覆花三钱	银杏肉十五粒
云苓三钱	炙甘草二钱	佛耳草三钱	姜半夏一钱
枇杷叶三钱			

4 剂

案 5

蒋某某，男，50岁。

初诊：1959 年 11 月 16 日。初起咳呛，继以喑嘶，近日气急如喘，咳甚不能平复，脉象浮大数。此外邪束肺、肺失宣降，治以清肃。

处方

炙麻黄一钱	白杏仁三钱	甘草二钱	前胡三钱
制半夏二钱	橘红二钱	旋覆花三钱	佛耳草三钱
桔梗二钱	云苓三钱	炙款冬花三钱	枇杷叶三钱

1 剂

二诊：上方三拗汤合二陈汤，喘息渐平，咳嗽痰多，脉象浮大。再拟上章之法。

处方

炙麻黄一钱	炙款冬花三钱	旋覆花三钱	射干二钱
桔梗一钱	制半夏二钱	生甘草一钱	白杏仁三钱
云苓三钱	橘红二钱	莱菔子三钱	白前二钱
前胡三钱			

2 剂

三诊：咳喘又作，下肢浮肿，咳逆喑哑，脉象软大，心悸胸闷。治拟清宣。

处方

炙麻黄一钱	炙桂枝八分	白杏仁二钱	紫苏子二钱
大腹皮二钱	橘红二钱	制半夏二钱	桔梗一钱
云苓三钱	五加皮二钱	姜皮一钱	淡甘草一钱
车前子三钱	车前草三钱		

3剂

四诊：药后气急略平，咳痰稀黏，下肢浮肿。治拟上章出入。

处方

葶苈子三钱	紫苏子二钱	莱菔子三钱	白杏仁三钱
白芥子二钱	橘红二钱	姜半夏二钱	云苓皮三钱
炙桑皮三钱	大腹皮二钱	炙麻黄一钱	炙甘草一钱
生姜皮二钱	车前子三钱	车前草三钱	

10剂

第五节　胃脘痛

胃脘痛，主要为上腹部近心窝处疼痛的消化系统病，兼有恶心、反酸、呕吐等症状。其病因主要与寒热湿邪、饮食、情志等有关。基本病机是胃气郁滞，失于和降，不通则痛。临床多见有食冷饮或感受寒冷的寒邪客胃型；有受情志影响形成的肝胃不和型；有饮食肥甘厚味、辛辣刺激的湿热内蕴型。胃脘痛病虚实夹杂证多，补虚泻实，常用半夏泻心汤，其一可调和脾胃虚实寒热，二可升降气机。在治疗情志导致的脾胃病时，常常肝脾同治，肝气顺则脾胃病愈，常用逍遥散、柴胡疏肝散加减，多以调气为主；湿阻中焦胃脘痛证临床多见，治以健脾利湿法，常用香砂六君子、参苓白术散等加减治之；若热偏盛者，加黄连、茵陈等；若湿偏盛者，可加藿香、佩兰、厚朴、云苓、大豆卷等。

案 1

朱某某，男，63岁。

初诊：1959 年 5 月 3 日。脘痛，呕吐清水，脉象软大，舌苔白腻。此肝胃不和、湿阻气滞，治拟苦温辛淡。

处方

干姜四分	炒川连八分	制川朴二钱	绵茵陈三钱
炒黄芩二钱	姜半夏二钱	炒青皮二钱	炒陈皮二钱
炒川柏二钱	云苓三钱	大豆卷三钱	焦山栀三钱
白豆蔻八分	生姜二片		

3 剂

二诊：呕吐告缓，脘痛未除，脉象软滞。此肝胃不和，治拟温饮之法。

处方

干姜四分	炒川连八分	炒苍术二钱	茵陈三钱
广郁金二钱	姜半夏二钱	炒细青皮二钱	炒陈皮二钱
炒枳壳二钱	云苓三钱	瓜蒌皮三钱	干薤白二钱
鸡内金二钱	生姜三片		

4 剂

案 2

沈某某，女，58岁。

初诊：1959 年 5 月 25 日。脘痛起自客冬，痛甚呕吐酸苦，大便不畅。拟健脾和胃、理气止痛。

处方

川连四分	佩兰二钱	厚朴花二钱	炒黄芩二钱
紫苏梗三钱	仙半夏二钱	橘红二钱	瓜蒌皮三钱
云苓三钱	炒枳壳三钱	山柰二钱	甘松二钱
干薤白二钱	佛手二钱		

3 剂

二诊：上方苦温辛化，脘腹胀痛告缓，仍有呕吐酸苦清水。此胃阳虚寒，土不制水，当以温药和之。

处方

淡干姜八分	制厚朴二钱	炒黄芩二钱	炒白术三钱
姜半夏二钱	陈皮二钱	炒细青皮二钱	炒枳壳二钱
云苓三钱	白豆蔻一钱	炙甘草八分	高良姜二钱
制香附二钱			

3 剂

三诊：脘痛已止，呕吐酸水亦停，头晕乏力，脉来软缓。再拟上章出入。

处方

云苓二钱	川桂枝一钱	炒白术三钱	白蒺藜二钱

姜半夏二钱	陈皮二钱	制狗脊三钱	六神曲二钱
炒党参三钱	炙甘草一钱	砂仁八分	高良姜二钱
制香附二钱			

6剂

案 3

李某某，女，48岁。

初诊：1959年6月21日。纳食饱胀，中脘痞满，舌淡、苔薄白，脉来软大。夫胃主运化，以降为甚；肠主传导，以通为用。治拟和胃运脾。

处方

香砂六君丸三钱，分两次吞	酒炒当归三钱	柴胡八分	炒白芍二钱
白蒺藜三钱	炒细青皮二钱	炒枳壳二钱	广陈皮二钱
瓜蒌皮三钱	六神曲三钱	炙甘草八分	炒谷芽三钱
干薤白三钱	落梅花一钱		

6剂

二诊：药后脘胀未舒，胸闷脘胀，胃纳不馨，舌红、苔薄白，脉软大。拟以和降之法。

处方

香砂六君丸三钱，分两次吞	酒炒当归三钱	柴胡六分	炒白芍三钱
薤白二钱	炒枳壳一钱	炒白术二钱	广陈皮二钱
六神曲三钱	瓜蒌皮三钱	午时茶三钱	云苓三钱
炙甘草一钱	砂仁一钱		

6剂

案 4

陆某某，女，46岁。

初诊：1959 年 6 月 21 日。脘痛频发，大便干结如羊屎，纳后饱胀，胃纳不馨，脉来软数，舌红，苔白腻，治拟和胃健脾通运。

处方

制川柏二钱	生白术二钱	炒白芍二钱	广郁金二钱
制香附三钱	炒细青皮二钱	炒陈皮二钱	广木香二钱
瓜蒌皮三钱	六神曲三钱	山柰二钱	甘松二钱
干薤白二钱	脾约麻仁丸（分吞）	生姜二片	

3 剂

案 5

于某某，女，32岁。

初诊：1959 年 6 月 28 日。脘痛、饱食后更甚，头晕，腰酸，便溏，脉濡，舌苔白腻。此湿阻气滞，胃失和降，治拟苦温芳淡之法。

处方

制川朴二钱	炒枳壳一钱	炒白术二钱	白扁豆衣三钱
白蒺藜二钱	制香附三钱	细青皮三钱	广陈皮二钱
藿香梗二钱	炒谷芽三钱	焦六曲三钱	佛手二钱
砂仁二钱	茯苓二钱		

3 剂

二诊：诸恙告缓，脘痛未止，脉来濡数，舌苔微黄腻，再拟苦辛淡渗之品。

处 方

川连五分	佩兰三钱	制川朴二钱	炒黄芩三钱
白蒺藜三钱	制香附三钱	炒细青皮二钱	广陈皮二钱
炒枳壳二钱	云苓三钱	大豆卷三钱	炒谷芽三钱
佛手二钱			

5 剂

案 6

潘某某，女，45岁。

初诊：1959 年 7 月 1 日。情绪不悦，脘胁胀满，胃纳不舒，肝为刚脏，以疏泄为用；胃为阳府，以通降为常。舌红、苔白腻，脉细弦，此肝郁气滞，气滞则胀，复受霉令潮湿，运化受阻，治以宣运之法。

处 方

炒当归三钱	柴胡八分	炒白芍二钱	制川朴二钱
广郁金二钱	制香附三钱	炒细青皮二钱	青木香二钱
佛手二钱	焦六曲三钱	云苓三钱	炒枳壳二钱
砂仁一钱	九香虫十四只		

6 剂

案 7

俞某某，女，41岁。

初诊：1959 年 7 月 4 日。胃脘痞满，胃纳不馨，舌红、苔白腻，脉象濡缓，此乃湿阻三焦、气滞不化。湿为阴邪，非温不化；湿性黏腻，非淡不渗。治拟苦温芳香、淡渗利水之法。

处方

川连一钱	佩兰三钱	制川朴三钱	炒黄芩二钱
白蒺藜三钱	仙半夏二钱	广陈皮二钱	白杏仁三钱
池菊二钱	云苓三钱	大豆卷三钱	炒枳壳二钱
桑叶三钱			

6 剂

案 8

张某某，女，22岁。

初诊：1959 年 9 月 30 日。旧有胃痛宿恙，近日中脘胀痛，痛甚呕吐食恶，舌淡苔薄白，脉细，此胃失运化，治拟调运。

处方

炒川连四分	佩兰二钱	制香附二钱	炒川椒八分
淡干姜五分	川楝子二钱	炒延胡索二钱	花槟榔三钱
鹤虱二钱	使君子三钱	乌梅肉二钱	炒枳壳二钱
制川朴二钱	姜半夏二钱		

5 剂

第六节 泄 泻

泄泻是以排便次数增多，粪质稀溏或完谷不化，至泻出如水样为主症的病证。韶舞先生认为：泄泻为病，常虚实夹杂，脾运不健、湿阻中焦是根本，久泻还可见脾肾阳虚，治疗以健脾助运，化湿消浊止泻为主，对久泻脾肾阳虚者宜健脾兼以温肾。

案 1

李某某，男，38岁。

初诊：1959 年 6 月 28 日。大便溏泄，脉象软缓，舌苔薄白腻，《黄帝内经》云“湿胜则濡泻”，治以胃苓汤加减。

处方

制川朴二钱	炒枳壳一钱	炒白术二钱	白扁豆炭三钱
炒白芍二钱	大腹皮二钱	陈皮二钱	焦六曲三钱
炒防风一钱	赤苓三钱	炒泽泻二钱	煨木香三钱
煨姜 3 片			

3 剂

案 2

许某某，女，24岁。

初诊：1959 年 8 月 7 日。肠鸣腹泻，起自产后，病延月余未愈，脉象濡缓，舌苔薄白，面色欠华，脾阳亏虚，健运失司，治拟健脾助运。

处方

炒白术三钱	炒怀山药三钱	煨益智仁二钱	米炒防风二钱
煨木香二钱	陈皮二钱	炒白芍二钱	白扁豆炭三钱
焦六曲三钱	炮姜五分	炙甘草八分	砂仁一钱
煨红枣八个			

4剂

案3

张某某，女，24岁。

初诊：1959年8月26日。腹泻起于1年前产后，近来复发，脉象软迟，脾失健运，拟健脾助运。

处方

米炒党参三钱	土炒白术二钱	炒怀山药三钱	白扁豆炭三钱
煨木香三钱	煨葛根三钱	炒白芍二钱	炙甘草二钱
炒薏苡仁四钱	焦六曲三钱	广陈皮三钱	砂仁五分

3剂

第七节　便秘（老年功能性便秘）

老年功能性便秘为1种本虚标实之证，其治当以标本兼治。老年人脏腑功能退化，尤以脾胃虚弱、中焦运化失常、肠道气机阻滞，使传导无力以致大便秘结，同时患者大便秘结日久可化热，形成肠道实热之象。其治当以健脾助运、泄热攻下、理气通便为主，初治可配以大承气攻下，后加理气养阴增液通便之品以达到标本兼治之目的。老年人体弱多虚，强调其用药不宜使用峻猛之品，宜先通腑气，缓求其本。

案 1

吕某某，男，59岁。

初诊：1959 年 6 月 29 日。素患便秘，近来数日大便不通，脘胀痞满，脉来沉数而迟，治拟通运。

处方

制川朴三钱	炒枳实三钱	炒槟榔二钱	制大黄三钱
陈皮二钱	川楝子三钱	六神曲三钱	全瓜蒌三钱
薤白三钱	延胡索三钱	麦芽三钱	

1 剂

二诊：药后便通，且脘胀痞满未除，脉来沉数而迟，再拟上章出入。

处方

制川朴二钱	炒枳实二钱	制大黄一钱	陈皮二钱
炒青皮二钱	制香附二钱	延胡索三钱	六神曲三钱
全瓜蒌三钱	薤白三钱	炒谷芽三钱	麦芽三钱

3 剂

第八节　眩晕症

眩晕最早见于《黄帝内经》，属中医学“冒眩”“郁冒”等疾病范畴，以头晕眼花、视物旋转为常见表现，同时可伴有恶心呕吐、心慌、汗出等症，甚则昏倒。“诸风掉眩，皆属以肝”，韶舞先生认为眩晕病总属本虚标实，标实应责之肝风、肝火，火分虚实，实火宜泻肝火，虚火宜补肾阴。肝开窍于目，外受六淫之邪侵袭，化火上扰头目巅顶，清窍受扰，则发为眩晕；本虚责之血、肾亏虚，清窍失养。气虚则清阳不展，血虚则脑失所养，致使眩晕的发生；肾水亏虚不能滋养肝木，则阳亢化风，肝风上扰可见眩晕。治疗可从清肝泻火、养血补肝肾论治。

眩晕者多见虚瘀痰风致病，常言“无虚不作眩，无瘀不作眩，无痰不作眩，无风不作眩”

案 1

吴某某，女，51岁。

初诊：1959 年 4 月 16 日。头晕如坠，耳鸣如蝉，头目眩晕，天旋地转，胃纳不馨，寐劣，腰痛，脉象软迟，舌苔薄白，此肝肾阴虚，气血并弱，拟潜养。

处方

炒生地四钱	生白芍二钱	炒牛膝三钱	生石决明四钱
青龙齿三钱	茯神三钱	炒枣仁三钱	池菊二钱
炒杜仲三钱	炒陈皮二钱	生甘草一钱	冬桑叶三钱

6 剂

二诊：头晕、失眠均减，耳鸣依然，胃纳不馨，动则汗出，腰酸，倦怠乏力，脉象软弱，舌苔薄白，再拟上章出入。

处方

炒生地四钱	白归身二钱	炒牛膝三钱	煅石决明五钱
炒杜仲三钱	炒川断三钱	炒枸杞子三钱	池菊二钱
生白芍二钱	炒陈皮二钱	炙甘草一钱	冬桑叶三钱

6剂

案 2

许某某，女，52岁。

初诊：1959年4月30日。头目眩晕，耳鸣，诸风掉眩，皆属以肝，血虚不能养肝，肝阴不足，肝阳上亢，内风上越，治拟潜养。

处方

明天麻一钱	池菊二钱	生白芍三钱	生石决明五钱
炒杜仲三钱	制女贞子三钱	枸杞子三钱	白蒺藜二钱
炒怀牛膝三钱	夏枯草三钱	炙甘草一两	冬桑叶三钱

3剂

案 3

钟某某，女，63岁。

初诊：1959年5月3日。头目眩晕，冒热，口苦目赤，两足不和，舌苔薄白，脉象软大，治以养阴清热、平肝潜阳。

处方

干石斛三钱	池菊二钱	炒黄芩二钱	炒怀牛膝三钱
炒杜仲三钱	炒川断三钱	茯神三钱	炒白芍二钱
制木瓜三钱	炒薏苡仁四钱	炙甘草八分	桑寄生三钱
冬桑叶三钱			

8 剂

二诊：头晕冒热已渐平和，口苦目赤，心悸，脉象软大，苔薄白，阴虚于下，阳越于上，治以潜养。

处方

紫丹参三钱	生白芍二钱	怀牛膝三钱	石决明六钱
青龙齿二钱	炒枣仁二钱	丹皮二钱	池菊二钱
川楝子三钱	焦山栀三钱	生甘草一钱	夏枯草一钱

10 剂

案 4

张某某，女，35岁。

初诊：1959 年 7 月 25 日。头晕如坠，耳鸣如蝉，甚至晕厥，四肢不温，脉来软大，舌淡，苔薄白，此肝肾亏虚，风阳上亢，拟方滋养肝肾、平肝息风。

处方

明天麻二钱	池菊二钱	生白芍三钱	石决明六钱
青龙齿三钱	茯神二钱	炒枣仁三钱	白蒺藜二钱
煅磁石四钱	炙甘草一钱	玉蝴蝶一钱	冬桑叶三钱

2 剂

第九节 迎风流泪

迎风流泪为眼科常见病，肝开窍于目，该病多为肝火夹肝风上扰，火有虚实，该医案患者表现为迎风流泪，目赤多眥，为外风引动内风，肝风上越，肝火上扰，以清肝泻火、息风明目为治。

案 1

王某某，女，34岁。

初诊：1959 年 4 月 22 日。迎风流泪，目赤多眥，脉象软大带数，此外风引动内风，肝开窍于目，肝风上越，治拟清泄。

处方

炒生地四钱	丹皮二钱	炒白芍二钱	池菊二钱
青葙子二钱	生石决明六钱	焦山栀三钱	冬桑叶二钱
川石斛三钱	木贼草二钱	生甘草二钱	密蒙花二钱
白蒺藜三钱			

3 剂

第十节 黄 疸

黄疸是以目睛、皮肤黄染、小便黄为主要临床症状的疾病。韶舞先生认为，黄疸多以“湿热”为主。湿热蕴结脾胃，熏蒸肝胆，肝失疏泄，胆汁泛溢肌肤，则见面目黄染；湿热下注膀胱，则尿黄；肝经循行胁下，疏泄不及，气机不通则可见胁肋疼痛；湿热蕴结脾胃，气机不畅、升降失常，则脘腹胀闷，恶心欲吐。属现代医学甲型肝炎出现的黄疸，对肝癌、化脓性胆管炎、胆管阻塞等引起的黄疸症状除外。对黄疸的治疗多以清热化湿和温化寒湿为主，重清热利湿，疏肝健脾，脾气健运则水湿自散，湿祛热邪无所依，则黄疸自消。

案 1

沈某某，女，43岁。

初诊：1959 年 5 月 30 日。右胁疼痛，畏寒，身热，脘胀，纳差，呕吐，近日面目色黄，脉来沉细，拟清肝利胆。

处方

淡吴茱萸三分	炒黄连六分	桂枝四分	炒白芍二钱
茵陈三钱	炒黄芩二钱	炒柴胡二钱	青蒿梗三钱
焦山栀三钱	炒丹皮二钱	炒川柏二钱	赤苓三钱
碧玉散四钱	郁李仁二钱	红枣四个	生姜二片

3 剂

二诊：身热，胁痛，呕吐，面目色黄，脉来沉细，胸痛，气闷，再拟上章出入。

处方

制川朴一钱	柴胡一钱	炒白芍二钱	茵陈三钱
广郁金二钱	左金丸一钱（另吞）	青蒿梗三钱	焦山栀三钱
炒青皮二钱	炒陈皮二钱	郁李仁二钱	佛手三钱
碧玉散四钱	川楝子三钱	鸡内金三钱	

3 剂

三诊：两投清肝化湿，面目色黄渐退，脘满未除，纳后饱胀，舌苔白腻，脉象软细，再拟上章出入。

处方

制川朴二钱	柴胡一钱	炒白术二钱	炒当归三钱
广郁金二钱	绵茵陈三钱	青蒿梗二钱	焦山栀三钱
白蒺藜二钱	陈皮二钱	碧玉散四钱	六神曲三钱
鸡内金二钱			

3 剂

第十一节　急性湿疹

急性湿疹归属中医学“湿疮”“浸淫疮”“绣球风”等范畴，韶舞先生认为湿疹总由禀赋不耐，湿热内蕴，或饮食失节致脾胃受损，风、湿、热邪阻滞肌肤，内外两邪相合所致。湿邪留滞是其发病机制的共性，湿疹的基本病机为脾虚湿盛、邪热蕴肺，治宜健脾化湿、清肺祛热为主，兼以疏风止痒。

案 1

张某某，男，10岁。

初诊：1959 年 5 月 18 日。湿疹满面，头晕，倦怠乏力，脉象软迟，舌苔薄白，此阳明经湿热上蒸，治以清利。

处方

扁石斛三钱	带心连翘三钱	炒黄芩二钱	池菊二钱
白鲜皮二钱	豨莶草二钱	云苓皮三钱	焦山栀三钱
紫花地丁三钱	生薏苡仁四钱	金银花三钱	六一散四钱

3 剂

案 2

丁某某，女，26岁。

初诊：1959 年 11 月 6 日。肢体湿疹瘙痒，脉象软细，舌苔薄白，此湿堵内蕴，治以清热利湿、疏风止痒。

处方

炒黄连二钱	炒佩兰三钱	连翘三钱	炒黄芩三钱
金银花三钱	白鲜皮三钱	豨莶草三钱	云苓皮三钱
野菊花三钱	六一散四钱	炒川柏三钱	川萆薢三钱
冬瓜皮四钱			

5 剂

第十二节 不 寐

不寐，即现代医学所称的失眠（睡眠障碍）。虽五脏皆可致不寐，但韶舞先生认为不寐仍以肝失疏泄、气郁化火或肾水不足，心火上亢，心神被扰或心神失养为主要病机。治疗首重心肝肾，以清肝养阴、清心宁神为治。该医案为阴虚型不寐，患者肝火上亢，心火亢盛，心肾阴虚，心失所养而不寐，为阴虚肝旺证，治疗以补益肝肾、泄热宁心为主。

案 1

吴某某，女，36岁。

初诊：1959 年 8 月 4 日。失眠多梦，心悸，冒热，便干，脉来软大带数，舌尖红绛、少苔，此阴虚火旺，心神不宁。

处方

猪心血炒紫丹参三钱	细生地四钱	生白芍二钱	石决明六钱
炒龙齿二钱	茯神木三钱	炒枣仁三钱	郁李肉二钱
柏子仁三钱	焦山栀三钱	炙甘草一钱	炒枳壳三钱
竹叶卷芯三十根			

5 剂

第十三节 脏 躁

妇人脏躁是一种情志病，可发生于女性的各个时期，与女性体质因素有关。妇女精神抑郁，心中烦乱，喜悲无常，表现可轻可重，多种多样，但无器质性病变，称为脏躁。对以下医案，韶舞先生认为患者素体有痰，且情志不舒，肝郁化火，肝火夹痰化热上扰神明，风痰阻窍而致。治拟清心化痰开窍、平肝潜阳安神，取得良好疗效。

案 1

张某某，女，22岁。

初诊：1959 年 7 月 6 日。神志失常，神情呆滞，喜悲无常，脉象软数，舌苔薄白。此为脏躁，治拟清心平肝、开窍安神。

处方

紫丹参三钱	抱木茯神三钱	生白芍三钱	生石决明六钱
青龙齿三钱	陈胆星二钱	远志肉二钱	玳瑁三钱
淮小麦三钱	炙甘草二钱	大红枣十二个	灯心草二束
石菖蒲二钱	万氏牛黄丸二颗，分服		

3 剂

第十四节 遗 精

遗精是临床常见的男科疾病之一。韶舞先生认为，若发遗精，首当辨证，虚证以补涩为主，实证以清泄为要。遗精常见有心肾不交、阴虚火旺、湿热下注、肾气不固等。青壮年多思多欲，以心肾不交为多，心火亢盛，不能下交于肾，虚火妄动扰动精室导致遗精，治拟清相火、交通心肾。先天不足、年老体虚、久病或房劳太过者以肾精亏虚、阴虚火旺、肾气不固型为多，精关失其固摄之职，或纵欲不节，伤阴损阳，阳虚失约，遗精乃作，治宜补肾固精。过食肥甘厚腻之品，湿浊内生，久而化热，可兼湿热，治宜补肾兼清湿热。

案 1

周某某，男，18岁。

初诊：1959 年 4 月 16 日。午夜潮热，盗汗，腰痛，梦遗，脉象软大，苔薄白。此阴虚内热，心肾不交，拟以调养。

处方

细生地四钱	炒白芍二钱	炙鳖甲四钱	茯神三钱
银柴胡二钱	青蒿梗三钱	知母二钱	煅牡蛎四钱
炒川柏二钱	欠实三钱	金樱子三钱	白莲须二钱
功劳叶十五张			

6 剂

二诊：梦遗减少，夜热盗汗未住，脉象软大，再拟清养。

处方

北沙参三钱	细生地四钱	炙鳖甲四钱	炒白芍二钱
银柴胡二钱	青蒿梗三钱	炒知母二钱	地骨皮三钱
欠实二钱	金樱子二钱	茯神三钱	淮小麦三钱
功劳叶 15张			

6剂

三诊：诸恙告缓，近日咳嗽，痰中夹血，脉来软大，再拟上章出入。

处方

北沙参三钱	细生地四钱	炙鳖甲三钱	炒白芍二钱
青龙齿三钱	煅牡蛎四钱	地骨皮三钱	潼蒺藜三钱
炒知母二钱	炒川柏二钱	淮小麦三钱	炙甘草一钱
白莲须二钱			

6剂

案2

方某某，男，47岁。

初诊：1959年4月20日。梦遗数年，脉象软大，此肝肾阴虚，精关不固，《黄帝内经》云："精不足者，补之以味。"治以滋养之法。

处方

北沙参三钱	细生地四钱	炒白芍二钱	怀山药三钱
青龙齿二钱	云苓三钱	茯神三钱	制远志二钱

潼蒺藜二钱	欠实二钱	金樱子二钱	川萆薢三钱
白莲须二钱	灯心草二束		

6剂

第十五节　淋　证

淋证临床以小便频数、淋沥涩痛、小腹拘急引痛等症状为主，可分热淋、石淋、气淋、血淋、劳淋、膏淋等，治淋之法多以清热通淋为主。韶舞先生认为淋证多为虚实夹杂之证，是湿热相兼、膀胱与肾气化不利，导致水液代谢障碍而致，治疗可按淋证的类别辨虚实、寒热遣方用药。如对热淋，火热炽盛，治当重在清利下焦湿热；对石淋，当重在软坚排石、滋阴调中；对气淋，气机郁滞不通，膀胱气化不利所成，治疗当开郁行气、利气通淋；对血淋，清热泻火、凉血止血，若程度较重，损及真阴，则用以生地之辈，滋补肾阴、凉血宁血；对膏淋，脾肾两虚、清浊不分，治当健脾固肾、分清泌浊；对劳淋，脾肾两虚为主，治当益肾健脾通淋。

案 1

汤某某，男，34岁。

初诊：1959 年 5 月 30 日。劳力损伤血络，膀胱气化失司，尿血，不痛，脉象软大。治拟养摄之法。

处方

炒生地四钱	蛤粉炒阿胶三钱	炒白芍二钱	炒归身二钱
煅牡蛎四钱	炒丹皮二钱	焦山栀三钱	川萆薢三钱

炒川柏二钱	炒知母二钱	白薇二钱	甘草梢一钱
血余炭一钱			

6剂

二诊：尿血已止，小溲清长，溲后尿痛，脉象软大缓。此阴虚气滞，治拟调养。

处方

知柏地黄丸四钱，分吞	细生地四钱	炒白芍二钱	蛤粉炒阿胶三钱
煅牡蛎四钱	炒丹皮二钱	焦山栀三钱	川萆薢三钱
赤苓三钱	白薇二钱	甘草梢一钱	藕节炭三钱

6剂

案2

杨某某，女，28岁。

初诊：1959年6月14日。近来小溲频数，小腹急滞，脉象沉迟。此乃五淋之气淋，治拟调运之法。

处方

小茴香八分	炒当归三钱	柴胡八分	炒白芍二钱
炒黄芩二钱	萹蓄草二钱	制香附三钱	炒青皮三钱
青木香二钱	海金砂三钱	赤苓三钱	炒川柏二钱
川萆薢三钱	甘草梢一钱		

4剂

案 3

周某某，男，46岁。

初诊：1959 年 6 月 15 日。膏淋乃五淋之一，尿频、尿痛、尿不尽，溲溺似膏状，脉象软大，舌苔薄白。此湿热下注，治拟清化。

处方

清宁丸三钱，分吞	炒黄连五分	炒黄芩二钱	萹蓄草二钱
猪苓二钱	赤苓三钱	细木通一钱	海金砂二钱
生薏苡仁四钱	川柏二钱	川萆薢三钱	甘草梢一钱

3 剂

案 4

曹某某，女，50岁。

初诊：1959 年 9 月 2 日。尿痛、尿频、尿急、尿不畅，脉象沉迟。痛淋乃五淋之一，湿热下注，膀胱失司，治拟清化湿热、利尿通淋。

处方

清麟丸三钱，分吞	炒黄连五分	炒黄芩二钱	萹蓄草三钱
猪苓二钱	赤苓二钱	细木通一钱	海金砂二钱
滑石四钱	甘草梢一钱	瞿麦二钱	车前草十根

2 剂

二诊：前投八正汤，利尿通淋，痛势告缓，溲频依然，外阴肿痛。此湿毒下注，再拟利尿通淋、清化湿毒。

处方

炒黄连八分	炒黄芩二钱	炒川柏二钱	萹蓄草三钱
猪苓二钱	赤苓二钱	细木通一钱	海金砂二钱
瞿麦二钱	甘草梢一钱	焦山栀三钱	车前草十根

3 剂

案 5

唐某某，女，10岁。

初诊：1959 年 10 月 21 日。溲频不畅，酸楚异常，脉象软大，舌苔黄腻。此湿热下注，膀胱失司，拟清化。

处方

细生地四钱	炒柴胡一钱	炒白芍二钱	炒黄芩二钱
萹蓄草二钱	猪苓二钱	赤苓三钱	焦山栀三钱
海金砂二钱	炒川柏二钱	炒知母二钱	川萆薢三钱
甘草梢一钱			

2 剂

案 6

王某某，女，22岁。

初诊：1959 年 10 月 28 日。溲频时痛，腰酸头晕，纳后脘胀，脉象软大。肝胃气滞，膀胱失司，方拟疏肝和胃、通利膀胱。

处方

吴茱萸二分	炒黄连八分	柴胡八分	炒白芍三钱
炒黄芩二钱	白蒺藜二钱	仙半夏二钱	炒青皮二钱
炒陈皮二钱	赤苓二钱	猪苓二钱	炒泽泻二钱
川萆薢三钱	海金砂三钱	细木通一钱	甘草梢一钱

3剂

二诊：小便刺痛已止，腰酸头晕，脉来软大，近日带多阴痒。此湿热下注，再拟清化。

处方

炒黄连五分	青连翘三钱	炒黄芩二钱	石决明五钱
白鲜皮三钱	豨莶草二钱	云苓皮三钱	池菊二钱
生薏苡仁四钱	炒川柏二钱	川萆薢三钱	甘草梢一钱
桑叶三钱			

5剂

第十六节 痹 证

痹证是由风、寒、湿着而为痹。邪气痹阻，脉络不通、邪侵筋骨等致病，出现全身关节疼痛、腰酸背痛、肢骱酸楚、关节活动不利等症状。此病正虚邪盛，正虚气血不足、卫外不固，不荣则痛是导致痹症的本，邪盛乃风、寒、湿，外邪为标，邪阻脉络、气血运营不畅，不通则痛，是痹证的主要外部因素。治疗当益气养血、健脾补肾、祛风胜湿、活血通络。

案 1

陈某某，男，36岁。

初诊：1959 年 4 月 11 日。风寒湿着而成痹，平素肢骱酸楚，腰酸背痛，舌红、苔白腻，脉软大，拟益气养血补肾、疏风通络。

处方

黄芪三钱	炒当归三钱	炙桂枝五分	炒白芍三钱
炒秦艽二钱	片姜黄一钱	羌活一钱	独活一钱
大豆卷三钱	生薏苡仁四钱	防风二钱	鸡血藤三钱
生甘草一钱	红花一钱	丝瓜络三钱	柳枝七寸
桑枝七寸			

5 剂

第十七节　膏　方

韶舞先生常称膏方为“膏滋药”，认为这个“滋”就是润物细无声，慢慢地缓补。认为膏方的“补”为“损有余、补不足”，寓“固本清源”为一体。膏方用药以“阴阳平衡、气血平衡、脏腑平衡”为原则，在临床运用中又有所侧重，综合应用，临证既要考虑“形不足者，温之以气，精不足者，补之以味”，又要使其滋而不腻、补而不碍，在膏方中常加健脾理气之药，用药以平和为贵，慎用刚燥之品，以达到防病治病、延年益寿的目的。

案 1

吴某某，女，36岁。

初诊：1959 年 11 月 29 日。阴虚无以恋阳，风阳上扰，扰于肺则咳，扰于心则失眠，拟膏方补益潜养，以祛疾延年。

处方

西潞党参六两	盐水炒绵芪四两	炒生地八两	炒熟地八两
紫丹参三两	玄参三两	麦冬三两	炒牛膝三两
知母三两	土炒冬术六两	炒怀山药六两	白归身二两
炒杜仲六两	制玉竹六两	池菊二两	生石决明八两
生白芍三两	茯神三两	云苓三两	炙甘草二两
川石斛三两	丹皮二两	生牡蛎八两	炒陈皮二两
大红枣一斤	莲肉一斤	龟甲胶八两	驴皮胶八两
冰糖一斤			

1 料

案 2

陈某某，女，43岁。

初诊：1959 年 12 月 12 日。素体肝肾阴虚，又夹肝郁气滞，阴虚，阴不恋阳，阳升则头晕，肝郁，肝气犯胃，气滞则脘闷，拟培养。

处方

土炒冬术六两	西潞党参八两	盐水炒绵芪八两	炒生地八两
炒熟地八两	白归身四两	炒白芍四两	炒怀牛膝四两
炒怀山药六两	制玉竹八两	盐水炒杜仲六两	炒川断六两

制狗脊三两	干枸杞子三两	生石决明六两	制香附四两
炒青皮一两五钱	炒陈皮一两五钱	炒川楝子二两	云苓三两
茯神三两	炙甘草一两五钱	池菊三两	川萆薢三两
大红枣一斤	驴皮胶八两	龟甲胶八两	白糖一斤
莲肉一斤			

1料

案 3

徐某某，女，37岁。

初诊：1959 年 12 月 12 日。经早、量少，面色萎黄，寐劣难眠。

处方

盐水炒绵芪八两	炒生地八两	炒熟地八两	紫丹参八两
西潞党参六两	全当归六两	柴胡一两	炒白芍六两
炒怀牛膝六两	土炒冬术四两	炒怀山药四两	制玉竹六两
盐水炒杜仲六两	炒川断六两	炒枸杞子三两	炒川芎二两
海螵蛸三两	炒陈皮一两五钱	炒青皮一两五钱	云苓三两
茯神三两	牡蛎八两	制香附六两	炙甘草一两五钱
大枣一斤	莲子一斤	驴皮胶一斤	龟甲胶四两
白糖一斤			

1料

案 4

钟某某，女，63岁。

初诊：1959 年 12 月 21 日。血虚，阴不恋阳，阳于已上。

处方

西潞党参八两	盐水炒绵芪六两	九蒸熟地八两	炒生地八两
白归身三两	生白术三两	炒怀牛膝六两	土炒冬术六两
炒怀山药六两	炒玉竹六两	炒杜仲八两	枸杞子三两
炒枣仁三两	池菊三两	牡蛎八两	制女贞子八两
紫石英八两	云苓三两	茯神三两	炙甘草二两
炙鳖甲八两	炒泽泻三两	大红枣一斤	莲肉一斤
龙眼肉一斤	龟甲胶六两	驴皮胶八两	冰糖八两

1 料